糖尿病療養指導士
に知ってほしい

歯科のこと

にしだわたる糖尿病内科
西田 亙 著

医歯薬出版株式会社

This book was originally published in Japanese
under the title of :

TOUNYOUBYOURYOUYOUSHIDOUSHI-NI SHITTEHOSHII SHIKA-NO-KOTO
(The basics of dentistry for certified diabetes educators
 -Why oral infection control improves human health?)

NISHIDA, Wataru, M.D., Ph. D.
　Director of Nishida Wataru Diabetes Clinic

© 2018 1st ed.

ISHIYAKU PUBLISHERS, INC.
　7-10, Honkomagome 1 chome, Bunkyo-ku,
　Tokyo 113-8612, Japan

は じ め に

「パパ，お口臭い！」今から 10 年前の筆者は，娘や妻からこのような言葉をよく掛けられていました．恥ずかしながら，当時の歯磨きは朝 1 回 3 秒のみ．歯科医院は小学校時代のむし歯治療を最後に，親知らずの抜歯以外で通ったことはありませんでした．結果として立派な「歯周病男」ができあがり，リンゴをかじれば血が出る始末．加えて，当時の体重は過去最大の 92 kg を誇り，糖尿病専門医なのに糖負荷試験の結果は境界型間近，血圧は高く，重症の不整脈も頻発していたのです．

そんな折，今から 9 年前（愛媛大学在籍時代），愛媛県歯科医師会との共同臨床研究を開始することになりました．「歯周病男が糖尿病と歯周病の研究責任者」というのはさすがに恥ずかしかったので，意を決して歯科医院を訪ねた次第．

歯科医師の診察を受けると，診断はもちろん立派な歯周病．歯科衛生士さんに，多量の歯石を取ってもらい，"汚口" をピカピカにしてもらいました．ブラッシング指導も受け，人生で初めて夕食後に歯を磨き，デンタルフロスで歯間清掃にも取り組むようになったのです．果たして，汚口が "美口" になると何が起こったのか？

それまでの筆者は大学から夜遅くに帰宅すると，食事の後に冷蔵庫を開けては，アイスクリームやスイーツ，深夜に小腹が空くと冷凍食品などに手を伸ばしていました．糖尿病専門医なのに…．しかし，夕食後の歯磨きと歯間清掃を励行するようになると，「きれいにした口腔を汚したくはない」ので，自然と間食や夜食が消えたのです．すると，毎月 2 kg 前後体重が減っていきました．これに気をよくした筆者は，スポーツにも挑戦するようになり，結果として 1 年後には体重 74 kg に．なんと，18 kg もの減量に成功したのです！

驚きはこれだけではありません．気がつけば，血圧は下がり，血糖値も低下，挙げ句の果てには重症の不整脈まで嘘のように消えていました．

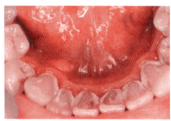
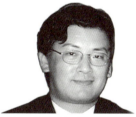

汚口時代の筆者：体重は過去最高の 92 kg，高血圧・食後高血糖・不整脈に悩まされていた

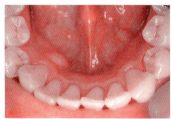
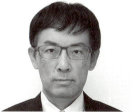

歯科通院と日々の口腔ケアで美口になった筆者：1 年後には 18 kg の減量に成功，気がつけば病魔はすべて退散していた

こうして，筆者は自分自身の体験を通して，「知られざる歯周病治療の威力」を実感したのです．また，大学病院の病棟においても，う蝕や歯周病が原因で致死的な感染症を併

発した糖尿病症例を経験していましたので,「口腔と全身のつながり」についても既に理解がありました.このような背景から,内科医の立場で歯科医療の意味を理解するために,ゼロから歯科の勉強をはじめたのです.

膨大な時間と手間はかかりましたが,「なぜ歯科への定期通院が必要なのか?」,今では誰よりも上手に,説得力をもって国民に説明できる自信があります.第Ⅴ編で述べますが,「糖尿病と歯周病」というテーマには国民の心を動かし,「歯を磨こう,口をきれいにしよう!」という行動変容さえ生み出す力があるのです.口が清められ,慢性微小炎症が消退すれば,糖尿病,心血管病,肺炎,早産など,さまざまな災いから身を守ることが可能なことを,さまざまな学術研究が示しています.

2017年7月,医歯薬出版株式会社から発刊された『内科医から伝えたい歯科医院に知ってほしい糖尿病のこと』には,歯科関係者の方々に知っていただきたい糖尿病の基礎知識や,歯周病と全身の深い関わり合いについてまとめました.本書は,前書を下敷きにして,新たに「医科に知ってほしい歯科の基礎知識」や「糖尿病療養指導の勘所」などを加えています.特に第Ⅱ編では,歯科医師や歯科衛生士ですら知らない日本人の口腔の現状について,信頼できる疫学調査を基に紹介しました.

本書は,より良き糖尿病療養指導を実現するために企画されましたが,実は患者さんよりも,医療従事者であるみなさま自身を意識して書き上げています.かつての筆者のように,歯科医院に通うことなく,誤った口腔ケアで日々を過ごしている医療従事者は多いことでしょう.

患者さんを前にして糖尿病療養指導をはじめる前に,まずは私達自身のお口を清めなければなりません.口臭を振りまきながら,指導にあたるなど論外.穢れを払い,清められたお口は,これから10年後に必ずやあなたの体を災いから守ってくれることでしょう.その理由と対策が,本書には書かれています.

数々の疫学調査から明らかになっているとおり,この国で生涯にわたり「健康な歯」を維持することは,決して簡単なことではありません.しかし,8020達成者はそれが不可能ではないことを実証するとともに,人生の最後まで「自分の歯で何でも食べられる」ことの幸せを,私たちに伝えています.

健やかな口(健口)を通して,体の健やかさと幸せ(健幸)を手に入れるのか.それとも,大切な歯を失い,健康まで失うのか.どちらの道を選ぶかは,今日からの口腔ケアにかかっているのです.

本書を通して「口腔の大切さ」を,まずは我が事,次に家族の事,そして患者さんの事,最後はこの国の事として,読者のみなさまに捉えていただけることができれば,著者としてこれ以上の喜びはありません.

最後に,医歯薬出版株式会社とのご縁を頂きました,川島 哲先生,日本アンチエイジング歯科学会 松尾 通会長に深謝致します.また,前書につきまして,広く支持してくださいました全国の歯科医師・歯科衛生士の方々に感謝します.みなさまからのご支援がなければ,本書が誕生することはありませんでした.そして二作品にわたり,阿吽の呼吸でサポートしてくださいました医歯薬出版株式会社第二出版部の増田真由子さんに心よりお礼申し上げます.

2018年7月

西田 亙

第 I 編 復習しよう糖尿病の基礎知識

第 1 章 なぜ歯科との連携が必要なのか？……2
1. わが国で激増する糖尿病とその予備軍……2
2. 歯科外来に潜む高血糖患者……3
3. 歯科外来でも糖尿病患者を支える時代……3

第 2 章 糖尿病の歴史とインスリン……5
1. 糖尿病は数千年もの歴史をもった病気……5
2. 「糖尿病（Diabetes Mellitus）」命名までの道のり……6
3. なぜ尿糖は糖尿病の診断に使われないのか？……8
4. インスリンの発見……10
5. 血糖値を下げる唯一のホルモン～インスリン～……10
6. 24時間社会で疲弊していく膵臓β細胞……12
7. 糖尿病は社会病……13

第 3 章 血糖値とカロリーを理解する……15
1. 水のように薄い血糖値を実感する……15
2. 角砂糖1個に秘められた熱エネルギー……17
3. "水を飲んでも太る"理由……17
4. 殺人的高カロリーを含有する清涼飲料水……20
5. 食後の経過時間に応じた血糖の正常値……21
6. 真の健常者は血糖一直線！……22

第 4 章 糖尿病の診断と分類……24
1. まずは糖尿病型の判定から……24
2. 慢性の高血糖を証明せよ！……27
3. 糖尿病の成因分類……29
4. 糖尿病の病態分類……31

第 5 章 糖尿病は血管病……32
1. 人は血管とともに老いる……32
2. 糖尿病特有の三大合併症（細小血管障害）……32
3. 命にかかわる大血管障害……34
4. 第6の糖尿病合併症"歯周病"……34
5. 最も怖い合併症は神経障害……35

糖尿病療養指導士に知ってほしい
歯科のこと

第6章 高血糖症状のポイント……36
1 糖尿病に特徴的な高血糖症状……36
2 血糖値300 mg/dL以上を疑わせるサイン……38

第7章 低血糖症状のポイント……40
1 なぜ血糖コントロール目標は改定されたのか？……40
2 "The Lower, The Better"の見直し……41
3 HbA1c7.5％前後が最も安全……43
4 インスリンとSU薬による低血糖症はどちらが怖いのか？……44
5 具体的な低血糖症状……45
6 無自覚性低血糖の怖さ……47
7 シックデー……48
8 低血糖への対処方法……48

第Ⅱ編 糖尿病療養指導士が知っておくべき歯科の知識

第1章 8020データバンク調査が明らかにした80歳の口腔状況……52
1 永久歯の歯列と咬合支持域……52
2 8020データバンク調査……55
3 岩手県から始まった8020データバンク調査……55
4 岩手県・福岡県・愛知県における8020データバンク調査……56
5 咀嚼能力の評価……58
6 口腔状態と咀嚼能力・全身状態の関係……59

第2章 歯科疾患実態調査から明らかになる日本人の口腔の問題点……61
1 国民健康・栄養調査と歯科疾患実態調査の限界……61
2 世代別にみた日本人の歯の状況……62
3 日本人が永久歯を喪失する原因……63
4 加齢とともに増加する歯周病……64
5 経済的困窮が歯科受診を阻む……64

第3章 日本の歯科医師が自ら明らかにした口腔と全身のかかわり……67
1 レモネード・スタディの誕生……67
2 ベースライン調査から明らかになった歯科医師の実態……68
3 歯の喪失は転倒骨折を招く……71
4 歯の喪失は命をも奪う……72

5 咬み合わせも命にかかわる……72
　　6 肺炎死亡も歯の喪失から……73
　　7 歯磨きを怠ると口腔・咽頭・食道がんを招く……74
　　8 歯間清掃が長生きを決める……75
　　9 レモネード・スタディに学ぶ……76

第4章 8020達成者の素晴らしき歯並び……77
　　1 不正咬合とは？……77
　　2 東京都文京区の8020達成者が与えた衝撃……78
　　3 若い頃の歯並びが口腔の将来を決める……79
　　4 なんでもかめる食生活を実現するために……79

第III編 感染症でつながる口腔と全身

第1章 症例から学ぶ口腔感染症の恐ろしさ……82
　　1 口腔感染症が原因で命を落としかけた糖尿病の2症例……82

第2章 フソバクテリウム感染症が教える口腔感染制御の重要性……86
　　1 世界初の口腔子宮感染症例の衝撃……86
　　2 フソバクテリウム・ヌクレアタムはヒトの早産を誘発する……88
　　3 フソバクテリウム・ヌクレアタムは上皮細胞に付着し侵入する……89
　　4 フソバクテリウム・ヌクレアタムは血管内皮細胞に侵入した後
　　　死産・早産を引き起こす……90
　　5 胎盤の細菌叢は口腔と最も似通っている……93
　　6 咽頭痛後に命を奪うレミエール症候群……93

第3章 国民に知らしめるべき震災後肺炎……96

第4章 介護施設および病院における口腔機能管理の威力……99
　　1 日本から発信された口腔ケアによる誤嚥性肺炎予防の力……99
　　2 日本医師会雑誌に掲載され衝撃を与えた千葉大学附属病院の歯科介入試験……99
　　3 リハビリ歯科開設により肺炎減少と在院日数短縮をもたらした足利赤十字病院……101

第IV編 炎症でつながる歯周病と糖尿病

第1章 症例から学ぶ歯周病と糖尿病の深いかかわり……106
1. 歯周病と糖尿病は炎症を通してつながる……106
2. 歯周基本治療により味覚が回復し偏食も改善された……109
3. 歯科の常識と智慧を医科の栄養指導へと還元する……109
4. 健康な味覚と咀嚼は健康な口腔に宿る……111
5. 医科歯科と患者の間に共通言語を……111

第2章 歯周病と糖尿病は慢性微小炎症がつなぐ……113
1. 歯周治療は糖尿病を改善するのか?……113
2. 歯周治療は炎症の消退を通して糖尿病を改善する……114

第3章 慢性微小炎症の恐ろしさ……117
1. 日本が世界に誇る疫学研究「ヒサヤマ・スタディ」……117
2. 微小炎症と心筋梗塞の関係……117
3. 微小炎症と糖尿病の関係……118

第V編 糖尿病領域における医科歯科社会連携

第1章 医科歯科連携の黎明期……122
1. 糖尿病専門医よりも先行した歯科医師の気づき……122
2. わが国の糖尿病領域における医科歯科連携の芽生え……123
3. 『糖尿病治療ガイド』に歯周病が合併症として登場……125

第2章 歴史的な足跡を残した2016年……127
1. 日本糖尿病学会が診療ガイドラインにおいて歯周治療を推奨……127
2. 厚生労働省が糖尿病患者に対する積極的歯周治療のために新診療報酬を収載……127
3. 日本糖尿病協会が糖尿病連携手帳の歯科記載項目を大幅に拡充……128

第3章 診療情報連携共有料の誕生……132
1. 2018年厚生労働省が歯科医科連携のために新診療報酬を収載……132
2. 診療情報連携共有料が意味するもの……134

第4章 社会との連携……136
1. 国民に向けた医科歯科連携の発信……136
2. マスメディアからの注目……137
3. 医科と歯科の連携は緯糸,社会との連携は経糸……138

第Ⅰ編

復習しよう糖尿病の基礎知識

第1章 なぜ歯科との連携が必要なのか？

　第V編で明らかになりますが，糖尿病領域における医科歯科連携は，ここ10年の間に驚くほどの速さで進化しています．数ある医科歯科連携のテーマの中で，なぜこれほどまでに糖尿病と歯周病は着目されているのでしょうか？

　その理由として，2つの疾患の患者数は数千万人規模であり，その多くが併発しているため，歯科外来に通院している患者さんの中に，高血糖状態の人々が相当数存在する事実が挙げられます．

　糖尿病の知識について復習する前に，まずはこの背景について理解しておきましょう．

1 わが国で激増する糖尿病とその予備軍

　戦後70年の間に，日本社会は大きな変化を遂げました．車など交通手段の発達による運動不足，食生活の欧米化，24時間社会による不規則な生活などが日本人の体を蝕み，肥満や糖尿病などさまざまな弊害を生み出しています．

　戦後間もない頃，糖尿病は肺がんよりも珍しい病気とされていましたが，この半世紀で患者数は40倍以上に激増しています．そして，九州大学が福岡県久山町で実施している世界的疫学調査結果から類推すると，**糖尿病とその予備軍は4,000万人に達する**(注1)ことが明らかになっています[1]．

　絶対数の増加とともに大切な点は，**糖尿病は高齢化とともに罹患率が高まる**という点です．平成28年に実施された「国民健康・栄養調査」によれば，70歳以上で糖尿病が疑われる者の割合は男性で42.0％，女性で37.0％にも及びます[2]．予備軍まで含めれば，高齢者の半数以上が糖代謝異常の状態にあると考えられます．

注1：厚生労働省が発表した「平成28年国民健康・栄養調査」によれば，糖尿病有病者とその予備軍は約2,000万人とされています[2]．しかしながら，この調査は血液検査の受診率が約2割と低いうえに（p.61参照），経口糖負荷試験を実施していないため，実態を過小評価しています．久山町の生活習慣病予防健診は，受診率が8割以上であり，受診者に経口糖負荷試験を実施していることから，国内で最も信頼できる疫学調査といえます[3]．

2 歯科外来に潜む高血糖患者

高齢化と糖尿病激増の影響は，歯科外来にも及んでいます．愛媛大学と愛媛県歯科医師会が，一般歯科外来での血糖測定を実施したところ，驚くべき実態が明らかになりました[4]．

716名の歯科外来受診者（平均年齢61歳）の中で，**糖尿病の既往を有する患者は全体の21％**を占めていました．

糖尿病既往の有無で層別解析を行ったところ，糖尿病の既往がない患者の平均血糖は120 mg/dLであったのに対し，既往ありの患者では183 mg/dLと有意に高値でした．そして，**血糖値が200 mg/dL以上であった患者の割合**は，既往なしの4％に対して，**既往ありでは32％に達したのです**（表1-1）．

表1-1 一般歯科医院における血糖測定結果・愛媛 Dental Diabetes 研究会報告より[4]

糖尿病の既往	血糖値（mg/dL）	200 mg/dL以上の割合（%）
なし（n = 565）	120±41	3.5
あり（n = 151）	183±74*	31.8*

*$p < .0001$

日本糖尿病協会が発行している『歯科医師登録医制度認定テキスト』の中には，「**一般に随時血糖値が200 mg/dL以上の時には観血的処置は避けるべきである**」と明記されています[5]．このガイダンスに従えば，歯科外来において**糖尿病の既往がある患者の3割以上は，観血的処置の適応外**となってしまいます．歯科医院では通常，血糖測定は行われていないため，このような実態はほとんど知られていません．

3 歯科外来でも糖尿病患者を支える時代

糖尿病が国民病と化し，高齢化とともに罹患率も高まってきている現在，もはや医科だけでは対応できない時代が到来しました．これからの時代は，歯科外来においても糖尿病に細心の注意を払いリスクを回避しつつ，適切な歯周治療による炎症制御を通して，血糖値の改善を目指すことが求められるでしょう．詳細は第Ⅳ編で明らかになりますが，歯科医療は口腔感染制御により，全身状態を劇的に改善する偉大な力をもっているのです．

そして，**糖尿病と歯周病は完治することがなく，生涯にわたるおつきあいが必要な疾患**です．第2章からは，外来で患者の心に寄り添い，支え合うために必要となる「糖尿病の基礎知識」をご紹介します．これらの知識が備われば，糖尿病患者に対する眼差しと声かけは，様変わりすることでしょう．

第 I 編 復習しよう糖尿病の基礎知識

糖尿病 TIPS ①　糖尿病療養指導で役立つ医療面接

　筆者は大学在籍時代，医療面接の教育責任者を担当していました．病棟実習が始まる前の医学生に，身だしなみや言葉遣いに加え，医療面接という学問を通してコミュニケーションをとるためのポイントを伝える講義実習です．医療面接が最も重要視している概念は"共感"であり，共感を育むための手段の1つとして"妥当化"を教えます．患者さんの喜びや悲しみ，怒りなど，診療現場で生まれるあらゆる感情には必ず理由があります．共感するためにはその理由を見つけ，認め，言葉で妥当化してあげなければなりません．「○○さんがそのように感じられるのは，当然のことですよね…」のように．

　第Ⅰ編では，この妥当化を実践するために必要になる，糖尿病の基礎知識をまとめました．

参考文献

1) ヒサヤマ・スタディ 50 年でわかった糖尿病のおそるべき真実．週刊ポスト，9 月 16・23 日号：136，2016．
2) 厚生労働省，平成 28 年国民健康・栄養調査．2017．
3) 祢津加奈子，剖検率 100％の町 九州大学久山町研究室との 40 年．ライフサイエンス出版，東京，2001．
4) Harase T, et al., Clinical implication of blood glucose monitoring in general dental offices, the Ehime Dental Diabetes Study. BMJ Open Diabetes Res Care, 3（1）：e000151, 2015.
5) 日本歯周病学会監修，糖尿病患者の歯周治療マニュアル（歯科医師登録医制度認定テキスト）．日本糖尿病協会，2007．

第2章 糖尿病の歴史とインスリン

　筆者は，日頃から"当たり前のことの裏側"で見落とされがちな真実を大切にしています．第2章以降では，糖尿病の基本事項を新しい切り口から見直してみます．まずは糖尿病という名前そのものに着目してみましょう．文字どおりにとらえれば，「糖尿病は尿に糖が出る病気」となりますが，正しい定義はそうではありません．

　日本糖尿病学会は，糖尿病を「インスリン作用不足による慢性の高血糖状態を主徴とする代謝疾患群」と定義しています．この一文中で最も重要な部分は，"慢性の高血糖状態"，すなわち"高血糖が慢性的に続くこと"であり，尿糖への言及はありません．詳細は第3章で述べますが，糖尿病を診断する際に用いられる検査は，血糖値とグリコヘモグロビン（HbA1c）のみであり，尿糖は参考にすらされないのです．この謎解きからはじめましょう．

1 糖尿病は数千年もの歴史をもった病気

　血圧が高いから高血圧症，コレステロール値が高いから高コレステロール血症とよばれるように，**本来は「高血糖症」とよばれるべき疾患**ですが，なぜ糖尿病とよばれているのでしょうか？

　その理由は，糖尿病の歴史にあります．人類の最も古い病気は，う蝕（むし歯）といわれていますが，糖尿病もそれに匹敵する古さをもっています．3500年前の『エーベルス・パピルス』（古代エジプトの医学書）には，糖尿病の典型症状の1つである多尿が記されています．これだけの長い歴史に敬意を表して，糖尿病という名前が残されているのでしょう．

歴史ある病気　　　　　　　　　　　糖尿病TIPS②

「人間の一番古い病気はむし歯であり，糖尿病はそれに匹敵する3000年以上の歴史をもった病気なのですよ」
　高血圧症・高脂血症などとは異なり，糖尿病は生活習慣病の中で最も古い歴史をもった病気であることを伝えれば，患者さんの興味をひくことができるかもしれません．

第 I 編　復習しよう糖尿病の基礎知識

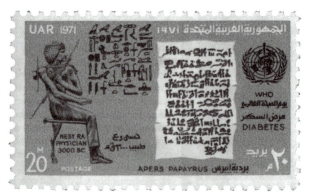

図 1-1　エジプトで発行された WHO の糖尿病記念切手
（左：Dr.Hesy-Ra の彫像，右：エーベルス・パピルス）
糖尿病は 3500 年前の古文書に登場していた．

　ちなみに，古代エジプトにおいては一人の医師が内科と歯科を兼任していたそうです．エジプトで発行された WHO の糖尿病記念切手（図 1-1）には，右に『エーベルス・パピルス』，左に有史最古の医師である Dr.Hesy-Ra が記載されています．

　医科と歯科が分かれ，さらに各科専門領域ごとに細分化した現代において，一人の人間が医科と歯科を修めることは不可能に近いでしょうが，Dr.Hesy-Ra の彫像は，"**医科と歯科の双方が一人の患者を支え合うことの貴さ**" を，私たちに教えてくれているのかもしれません．

2 「糖尿病（Diabetes Mellitus）」命名までの道のり

　糖尿病が『エーベルス・パピルス』に記載されてから 1700 年間，この病気は無名のままでしたが（図 1-2），紀元 2 世紀になりアレテウス（Areteus）が初めて "Diabetes（ダイアビーティズ）" と名づけました．**Diabetes とは，ギリシャ語で "サイフォン" を意味しています**．多尿症状により，尿がとめどなく流れ出る様子をサイフォンの原理に例えたのでしょう（図 1-2）．

　Diabetes という命名から，さらに 1400 年を経た 17 世紀，ようやくウィリス（Thomas Willis）医師が，"Diabetes Mellitus（ダイアビーティズ メリタス）" という呼称を考えました（図 1-2）．**Mellitus はラテン語に由来する言葉で，"蜂蜜のように甘い"**[注1] ことを意味します．「蜜のように甘い尿が流れ続ける病気，それが糖尿病である」と医師が認知するまで，古代エジプトから実に 3000 年以上の歳月がかかったことになります．

注 1：重度の糖尿病患者であっても，尿糖の甘さはスポーツ飲料を 2 倍に薄めた程度しかありません．昔は，砂糖は希少品であり，お菓子やジュースもありませんでしたから，当時の人たちは "蜜のように甘い" と感じたのでしょう．

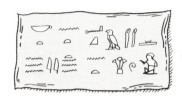
糖尿病の症状の記録が古代エジプトのパピルスに

紀元前 15 世紀

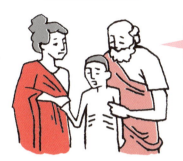
無名の病

紀元前 500 年ごろ
（ヒポクラテスの時代）

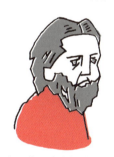
アレテウス（130～200 年）

Diabetes（ダイアビーティズ）と命名
ギリシャ語で"サイフォン"の意
「サイフォンのように尿が流れ続ける病気」

2 世紀

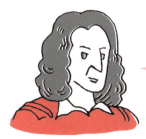
ウィリス（1621～1675 年）

Diabetes Mellitus（ダイアビーティズ メリタス）
ラテン語で"蜂蜜のように甘い"
「蜜のように甘い尿が流れ続ける病気」

17 世紀

図 1-2　糖尿病（Diabetes Mellitus）命名の歴史

第 I 編　復習しよう糖尿病の基礎知識

> **"蜜"のように甘い尿** ――――――――――――――――――― 糖尿病 TIPS ③
>
> 「糖尿病という名前は，昔のお医者さんが"蜜のように甘いオシッコが流れ続ける病気"と名づけたことに由来するそうですよ」　具体的な甘さはスポーツドリンクを半分に薄めた程度であることをあわせて伝えると，患者さんの記憶に残ることでしょう．

3 なぜ尿糖は糖尿病の診断に使われないのか？

　それでは，なぜ尿糖は糖尿病の診断基準に含まれていないのでしょうか？その理由を理解するためには，"尿中ブドウ糖排泄閾値"を知っておく必要があります．

　腎臓の糸球体において，**ブドウ糖のような小分子はいったんすべて濾過された後，尿細管で再吸収**されます（図1-3：上段）．この再吸収には，ナトリウム・グルコース共役輸

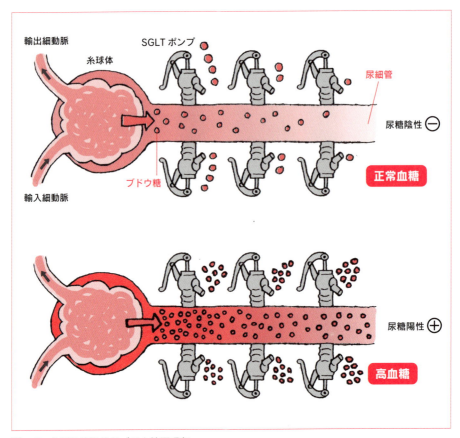

図1-3　糸球体濾過後のブドウ糖再吸収
上段：正常血糖の場合はすべてのブドウ糖が再吸収され尿糖は陰性．
下段：高血糖の場合は再吸収しきれないため尿糖は陽性となる．

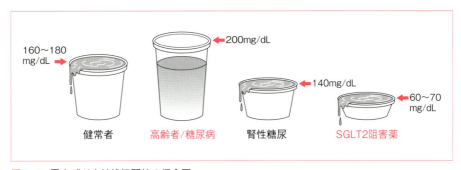

図 1-4 尿中ブドウ糖排泄閾値の概念図
血中のブドウ糖がある閾値を超えると，バケツの水があふれるように尿に糖が出てくる．

送体（Sodium GLucose co-Transporter：SGLT）とよばれるブドウ糖を汲み上げるポンプが使われるのですが[注1]，血液中に含まれるブドウ糖濃度があまりに高いとすべてを汲み上げることができず，残りが尿にあふれ出るようになります（図 1-3：下段）．この尿糖があふれ出る際の血糖値を尿中ブドウ糖排泄閾値とよびます．

注1：SGLTポンプの動作を抑えることにより，体内の余分なブドウ糖を尿中に積極的に排泄させ，結果として血糖値を低下させる新しい治療薬が SGLT2 阻害薬です．

ここで，水をたたえたバケツをイメージするとわかりやすいかもしれません（図 1-4）．**健常者の場合，尿中ブドウ糖排泄閾値は 160 〜 180 mg/dL** ですから，血糖値の上昇が 140 mg/dL 程度までであれば，尿糖が陽性になることはありません．

しかし，**高齢者や糖尿病患者では，ブドウ糖排泄閾値が上昇**しているため（200 mg/dL 以上），血糖値が 180 mg/dL と高値であっても尿糖が陽性にならないことがあります．また，腎性糖尿や，SGLT2 阻害薬を内服している患者では，ブドウ糖排泄閾値が低下しているため，血糖値が 140 mg/dL 以下であっても，尿糖が陽性になります[注2]．

注2：SGLT2 阻害薬を内服すると，尿中ブドウ糖排泄閾値は 60 〜 70 mg/dL まで低下し，正常血糖でも尿糖陽性となります．このため，SGLT2 阻害薬内服中の患者の尿糖は，血糖値の高低にかかわらず常に強陽性を示します．

このように，尿中ブドウ糖排泄閾値は個人差・年齢差が大きいため，**尿糖は信頼できる**

糖尿病 TIPS ④ 尿糖は診断に使われない

「尿糖の出具合には個人差や年齢差があるから，診断には使われないのだそうですよ」
　糖尿病の診断には血糖値しか使われず，尿糖は参考所見にすらならないことを伝えましょう．"尿糖が出たから糖尿病"，"尿糖は出ていないから糖尿病ではない"，このように勘違いされている人はたくさんいます．

糖尿病の検査指標にならないのです．糖尿病の診断基準に尿糖が含まれていない理由は，ここにあります．

4 インスリンの発見

　糖尿病の治療法は長い間，民間療法のようなものしか存在せず，暗黒時代が続いていましたが，インスリンの発見により飛躍的な進展を遂げます．

　1889年，犬の膵臓摘出実験を行っていたミンコフスキー（Minkowski）とメーリング（Mehring）は，奇妙なことに気づきました．手術後，犬が所構わず排尿するようになったのです．試しに犬の尿を舐めてみたミンコフスキーは，尿が甘いことに気づき，膵臓には糖尿病発症にかかわる物質が存在するのではないかと考えられるようになりました．

　その後，世界中の研究者が膵臓に含まれる未知の物質探索に取り組みましたが，30年以上にわたりその努力は叶いませんでした．しかし，1921年，夏休み期間中の大学実験室を借りて行われた実験を通じて，外科医バンティング（Banting）は助手ベスト（Best）とともに，犬の膵臓から抽出した物質が血糖値を下げることを明らかにしました．これが，インスリンの発見です．

　20世紀初頭はまだ世界が貧しい時代でしたので，2型糖尿病患者はほとんど存在せず，小児1型糖尿病が患者の大部分を占めていました（1型糖尿病，2型糖尿病については，p.29参照）．当時は血糖降下薬もなく，**唯一の医学的な治療法は"飢餓療法"**でした．けれど，これとて延命手段に過ぎず，1型糖尿病患児の余命はわずかに数年．最後は母親の腕の中でミイラのようにやせ衰え，亡くなっていたのです[1]．

　そのような絶望的状況のなか，**1921年インスリン発見**の報告は，瞬く間に世界を駆け巡ります．発見から1年も経たないうちに臨床治療が開始され，風前の灯にあった子どもたちの命は救われました[2]．

5 血糖値を下げる唯一のホルモン～インスリン～

　バンティングの活躍から，1世紀近い時が流れた21世紀．インスリン発見により，糖尿病は撲滅できたかと思いきや，糖尿病患者やその予備軍があらゆる世代で激増する時代となってしまいました．一体なぜなのでしょうか？

　ミンコフスキーの時代は，膵臓のどこかに糖尿病にかかわる組織があることしかわかっていませんでしたが，その後の研究により，インスリンは"膵島"（図1-5）とよばれる組織で作られていることが明らかになりました．膵島は，特殊な分泌細胞の集団から構成される，小さな島状の組織であり，膵臓の中で島のように点在しています．そのすべてを集めても，わずか1gしかありませんが，**膵島の中に存在するβ細胞が生命にかかわるインスリンを生産**しているのです．

　血糖値を上げるホルモンは，グルカゴン，アドレナリン，ステロイド，成長ホルモンな

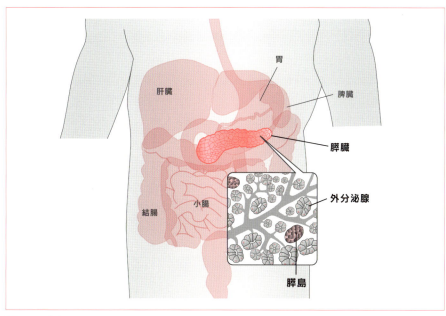

図1-5 膵島
インスリンは膵島1gから作り出される．

ど多種類（インスリン拮抗ホルモン）が存在するのですが，不思議なことに血糖を下げることに関してはインスリン，ただ1つしかありません（インスリンを分泌する細胞もβ細胞ただ1つ）．

その理由は不明ですが，人類は数万年以上前からの長い狩猟時代を通じて，飢餓を乗り越えてきたからではないかと思われます．常に空腹を抱えてきたご先祖様の体は，血糖を上げる必要はあっても，下げることに苦労はなかったのでしょう．

孤軍奮闘のインスリン　　　　　　　糖尿病TIPS⑤

「人間の体の中で血糖を下げるホルモンはインスリンただ1つなのです．例えば，会社で一人だけしかできない仕事があるとします．オーバーワークになり，徹夜の状態が続けば，その人は倒れて会社は立ち行かなくなってしまいますよね？　糖尿病も同じことなのですよ」

血圧を例に挙げれば，血圧を上げるホルモン，下げるホルモンはそれぞれ多数存在しています．二重三重のバックアップ体制が敷かれているからです．血糖上昇に関しても同様です．しかし，なぜか血糖低下に関してはインスリンしかありません．このような，インスリンの"孤軍奮闘状態"を患者さんに伝え，"膵臓に対するいたわり"の気持ちを一緒に育むことが大切です．

第I編 復習しよう糖尿病の基礎知識

6 24時間社会で疲弊していく膵臓β細胞

　私達の遺伝子には，数千年，数万年以上にわたる長い飢餓時代の経験が刻みこまれています．人類が飽食の時代を迎えたのは，ここ数十年の話ですが，このような急激な環境変化に遺伝子はただちに対応できません．結果として，インスリンの工場であるβ細胞は頼れる友もなく，血糖を下げるために日夜一人で働き続けているのです．

　膵臓から分泌されるインスリンには，大きく基礎分泌と追加分泌があります（図1-6）．基礎分泌は1日中続く低いレベルの分泌であり，追加分泌は食事の際に一挙に放出される分泌です．昔は1日1回もなかった食事が，毎日3回とれるようになり，間食が増え，

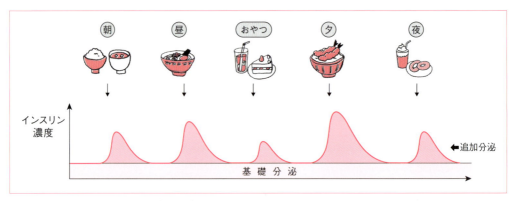

図1-6　血糖値とインスリンの関係—昼夜のイメージ
現代人の膵臓は1日中休めない．

治る病気ではないけれど… 糖尿病TIPS⑥

　残念ながら糖尿病も歯周病も"完治"する病気ではありません．歯周病で失われた歯が再び生えることはないように，ひとたび力を失った膵臓β細胞も元通りになることはありません．このため，『糖尿病治療ガイド』には「**糖尿病は治癒する病気ではないので決して通院を中断しないよう指導する**」と明記されています．ここで，生涯にわたり糖尿病という呪縛から逃れることができない患者さんの立場に立って考えてみましょう．私達自身がその立場になれば，どのように感じるでしょうか？　それは「なぜ自分が…」という**"不条理"**でしょうし，「もうだめだ…」という**"諦念"**でもあるでしょう．けれど，糖尿病の裏側で"働き過ぎて疲れ切った膵臓"の姿が見えるとどうでしょうか．自暴自棄になった患者さんに対して「○○さんの膵臓は疲れきって糖尿病になったのです．この事実は残念ながら変えることはできません．ショックに感じられることは当然でしょう．けれど，幸いなことに○○さんの膵臓にはまだ余力が十分残されているんです．これまでの生活を見直すことで，きっと体は元気になりますよ」と伝えることができるはずです．これこそが，医療面接が大切にする**妥当化と共感に基づいた寄り添い**なのです．

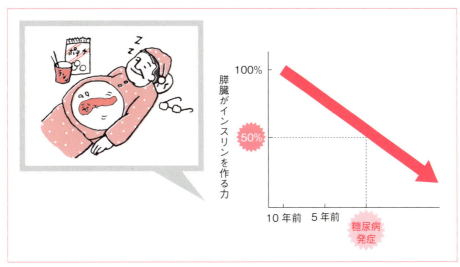

図 1-7 膵臓がインスリンを作る力　　　　　　　　　　　　　　　　　　　　　（文献3より改変）
糖尿病を発症した時点でインスリン分泌能力は半減している．

夜食が増え……と現代人の膵臓は休む暇がありません．

　膵臓の β 細胞に過負荷がかかると，時間経過とともにインスリン分泌能力は低下していきます．**糖尿病を発症する頃には，β 細胞の力は健常者の 1/2 まで落ち込んでいる**といわれています[3]（図 1-7）[注1]．

注1：膵臓 β 細胞機能の低下は食べ過ぎだけで起こるわけではありません．遺伝的背景により，肥満歴のない痩せ型の人でも起こります．

　そうなると，何が起こるのでしょうか？　**生涯にわたる"食事制限"が必要になる**のです．糖尿病患者のインスリンを作る力は，元気な人の半分以下になるわけですから，食べる量も減らさなければなりません．糖尿病の食事療法では，エネルギー制限食 1,200 〜 1,400 kcal がよく処方されますが，これは **2 〜 3 歳児が食べる量に相当**します．

7　糖尿病は社会病

　糖尿病には"生活習慣病"という別名があります．筆者はこの言葉を目にするたびに「あなたの生活習慣が悪いから糖尿病になったのですよ」という，自己責任を追及する厳しい響きを感じるのです．

　現代社会は「**飽食と 24 時間社会**」，この 2 つの言葉に象徴されているように思います．大人も子供も，飽きるほどに食べ続け，ご先祖様達が常に抱えていた空腹感はどこへやら…．今や空腹は，ただちに解消しなければならない悪者になってしまいました．現代人の底なしの胃袋を満たすため，企業は新飲食品開発にいそしみ，飛躍的に進化した流通網は大量の食品を全国津々浦々まで届け，地域では誘蛾灯のように明かりを灯したコンビニエ

第 I 編　復習しよう糖尿病の基礎知識

ンスストアやファストフード店が深夜遅くまで営業しています．

「**空腹を我慢し次の食事まで"待てない"**」現代人の気質は，食生活だけでなくすべての面に現れます．インターネットで注文した商品は翌日に到着しなければならない．買い物をするデパートやスーパーは年中無休でなければならない．効率的に観光するためには夜行バスでなければならない…などなど．この果てしない欲望を叶えるため，私達が暮らす社会はいつの間にか 24 時間化してしまいました．

筆者の外来には，医療職，介護士，高速バス運転手，長距離トラック運転手，工場の生産ライン責任者などさまざまな職種の方がいらっしゃいますが，みなさんに共通しているものは **24 時間体制の弊害により，生活習慣が乱れきっている**という事実です．

深夜の仕事は過食やストレスによる血糖上昇を来し，糖尿病は容易に悪化します．けれど，一体誰がこの人達を責めることができるでしょうか？　家族の生活を支えるため，そして私達の望みを叶えるため，体には悪いと知りつつも，日夜働き続けている患者さんの健気な姿は，私達に「**糖尿病は生活習慣病ではなく，社会が生み出す社会病**」であることを静かに説いているのです．

傾聴の場で活躍する "職業" ── 糖尿病 TIPS ⑦

皆さんは，患者さんの職業を把握されているでしょうか？　筆者は職業について，可能な限り詳細にカルテに記載しています．例えば，長距離トラックの運転手さんが来院され，血糖が高値であったとします．その際，「血糖値が高いですけど，朝何か食べましたか？」と高圧的に尋ねるのか，それとも「今日は血糖値が少し高いようですが，昨日は運転が大変だったのですか？」と優しく尋ねるのか．前者であれば患者さんは，怒られるのが怖くて真実を話す気にもならないでしょう．けれど後者であれば「実は，今日は東京からの帰りで一睡もしてません．途中眠くて仕方がなかったから，眠気覚ましに飴を舐めたり，お菓子を食べ続けていたんです…」と語りはじめるのです．医療面接では "傾聴" を大切にしますが，このためには相手の職業や家庭内の状況を前もって把握しておく必要があります．

参考文献
1) 二宮陸雄，インスリン物語．医歯薬出版，東京，1996．
2) シア・クーパー / アーサー・アインスバーグ，ミラクル〜エリザベス・ヒューズとインスリン発見の物語．日経メディカル開発，2013．
3) Lebovitz H，Insulin secretagogues：old and new，Diabetes Reviews，7（3）：139，1999．

第3章 血糖値とカロリーを理解する

　第1章の冒頭で説明したとおり，糖尿病は"慢性の高血糖状態"が続く病気であるため，診断にあたっては血糖値の測定が必要になります．血糖値は，正確に表現すれば"血漿ブドウ糖濃度（plasma glucose）"であり，ある一定量の血漿中にブドウ糖がどれくらい含まれているかを示します．そして，ブドウ糖は全身の細胞にエネルギーを供給する源であり，そのエネルギー量はカロリー（cal）で表されます．

　本章では，血糖値とカロリーを理解するための勘所をご紹介します．

1 水のように薄い血糖値を実感する

　まず，血糖値の単位を正確に理解しておきましょう．血液中[注1]のブドウ糖濃度は，mg/dL という単位で表されます．分母の dL（デシリットル）は 1/10 L（リットル）ですから[注2]，mg/dL は 100 mL 中の血液に含まれるブドウ糖重量（mg）を示しています．

　計算しやすいように，**100 mg/dL で考えてみると，これは血液 1 dL＝100 mL 中にブドウ糖が 100 mg（0.1 g）溶けている場合の濃度**を意味します．成人の血液量は体重の約 1/13 なので，52 kg の成人で約 4 L，すなわち 40 dL です．すると，0.1 g/dL×40 dL＝4 g となり，循環している血液全体に含まれているブドウ糖は 4 g ということになります（図 1-8）．

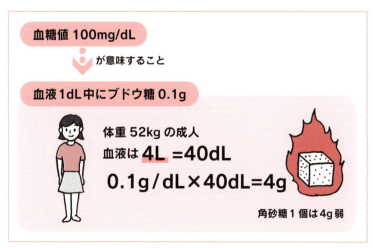

図 1-8　血糖値の単位 mg/dL が教えてくれること

第 I 編 復習しよう糖尿病の基礎知識

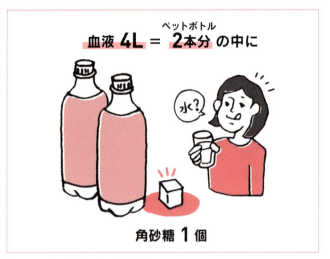

図 1-9 水のように薄い血糖値
4 L の血液中に含まれるブドウ糖は角砂糖 1 個少々である.

注 1：通常は，抗凝固剤入りの採血管を遠心分離して得られた"血漿"中のブドウ糖濃度が使われますが，ここでは説明を簡易にするため血液全体（全血）としています．赤血球中のブドウ糖は解糖系で逐次消費されていくため，**ブドウ糖濃度は全血よりも血漿のほうが 10％前後高値になります．**
注 2：デシ（d）は 1/10 を意味する接頭辞

　角砂糖 1 個が 4 g 前後なので，イメージ的にはペットボトル 2 本（4 L）の中に，角砂糖 1 個を溶かした状態が血糖値 100 mg/dL に相当することになります（図 1-9）．角砂糖（ショ糖）はブドウ糖よりもはるかに甘みが強いのですが，それでも 4 L に角砂糖 1 個を溶かしたところで，甘みは全く感じられません．**正常な血糖は「水のように薄い」**ことを

単位の大切さ　　　　　　　　　　　　　　糖尿病 TIPS ⑧

　医学の世界では化学単位はきわめて重要な役割を演じていますが，昨今は受験戦争の弊害により，高校時代に化学を学ばぬまま入学してくる医学生も多々います．信じられないかもしれませんが「dL は何 mL か？」という質問に即答できない医学生が実際にいるのです…．けれど，輸液やインスリン投与時に単位が計算できなければ，即医療事故につながってしまいます．実際，入院中の患者さんにインスリンを過剰投与してしまう事故は，後を絶ちません．これは点滴の中にインスリンを混注する際に起きる事故ですが，インスリンの小瓶から注射器で移す際に，誤って 10～100 倍量のインスリンを吸い上げてしまうことが原因です．インスリンの濃度は 300 U/mL（1 mL あたり 300 単位）に統一されていますので，もしも 1 mL を注射器で吸うとその中には 300 単位のインスリンが含まれていることになります．成人でも 1 日のインスリン投与量は多くて 100 単位程度ですから，その 3 倍を混注するとなると，かなり危険であることが分かります．医療のプロフェッショナルであるならば，**単位を言葉のように読み書きできなければなりません．**

記憶しておきましょう．

　私たちの祖先は，長きにわたる飢餓状態を乗り越えていくなかで，最新エコ自動車も顔負けの，超省エネモードを手に入れたのです．

血液に流れるブドウ糖は角砂糖1つ分！　　　　糖尿病TIPS⑨

　「今，○○さんの体の中を流れている血液中のブドウ糖を集めると角砂糖何個分になるかご存じですか？　なんと，たった1個なのですよ！」

　体内の極薄の世界に対して，私たちの周りにはジュースやお菓子，果物など，砂糖や果糖にまみれた飲食物があふれています．**体の中と外とのアンバランスさに気づかせてあげること**が，食生活改善の第一歩になります．

2　角砂糖1個に秘められた熱エネルギー

　人体の中でブドウ糖最大の消費者は脳ですが，私たちはこの角砂糖1個少々のエネルギーを使い，約1時間精神活動を行うことができます．なぜ角砂糖たった1個で1時間もの間，意識を保つことができるのでしょうか？

　その昔，授業で習ったとおり，糖質は1 gあたり4 kcal（4,000 cal）の熱量を有しています（図1-10）．カロリー（cal）は熱量の単位ですが，その定義を思い出してみましょう．

　1 calは水1 g（1 mLとする）の温度を1℃上昇させる熱量でした[注1]．ブドウ糖4 gは，4 g×4 kcal/g＝16 kcal＝16,000 calの熱量に相当しますが，具体的にはどれだけの熱に相当するのでしょうか？

　さまざまな説明方法があると思いますが，筆者はいつも室温20℃の水を沸騰させるために，1 mLあたり80 calが必要（1 mLの冷水を沸騰させるために必要な熱量が100 cal，20℃の水1 mLの熱量が20 cal，その差が80 cal）である事実を応用して説明しています．16,000 calを80 calで割ると200，**すなわち4 gの角砂糖は200 mL（コップ1杯弱）の水を沸騰させる熱量**を有していることになります．

　庭や台所に置き忘れた角砂糖にアリが行列を作る理由は，天然には存在しない高エネルギー物質であることをアリが本能で感知するからでしょう．

注1：厳密には温度により異なりますが，説明をわかりやすくするため，一定としています．

3　"水を飲んでも太る"理由

　糖尿病の食事療法で使用される食品交換表では，食べ物の熱量は80 kcalを1単位とし

第 I 編　復習しよう糖尿病の基礎知識

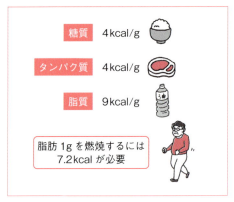

図 1-10　記憶すべき熱量

て取り扱います．例えば，ご飯半膳，食パン半切れ，ミカン 2 個が 80 kcal ＝ 1 単位に相当します．

　ミカン 1 個に含まれる糖分は，角砂糖およそ 3 個分です．ミカン 2 個で角砂糖 6 個となり，約 20 g．糖質 1 g は 4 kcal なので，20×4 kcal ＝ 80 kcal となります（図 1-11）．

　80 kcal を先程の方法で説明すると，80,000 cal ÷ 80 cal ＝ 1,000 なので，1 L もの水を沸騰させる熱量に相当することがわかります（図 1-12）．

　ご飯半膳，食パン半切れ，ミカン 2 個，これらすべてが 1 L の水を沸騰させるだけの熱量を蓄えているとなると，いかに現代人がエネルギー過剰摂取に陥っているか，理解していただけるかと思います．

　愛媛県では，毎年ミカンが美味しい季節になると血糖値と体重が上昇してくる傾向がありますが，その理由もここまでの知識があればわかります．

　ミカンが好きな人は，毎食後に 2 個程度はペロリとたいらげますが，1 日 6 個を食べると 1 日の摂取エネルギーは 240 kcal に達します（80 kcal×3 回）．毎日続ければ，1 カ月で 7,200 kcal．脂肪組織は 1 g あたり 7.2 kcal の脂肪を蓄えているので，毎日 6 個のミカン摂取は 1 カ月で 1 kg の脂肪塊に姿を変えることがわかります（7,200÷7.2 ＝ 1,000）（図 1-13）．

今の果物はジュースと一緒　　　　糖尿病 TIPS ⑩

　糖尿病外来では，中高年女性から「私は水を飲んでも太る体質なのよ」という言葉がときどき聞かれます．しかし，よくよくお話を聞いてみると「ミカンは体によいと聞いて，毎日 10 個は食べていたわ」という人が，結構いらっしゃるのです．こんな時は「今の果物はジュースと同じであり，連日の摂取は，いとも簡単に体重増加と血糖上昇につながってしまうのですよ」と，優しく教えてあげましょう．

第3章 血糖値とカロリーを理解する

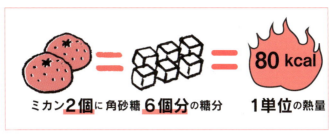

図 1-11　ミカンに含まれる糖分とエネルギー

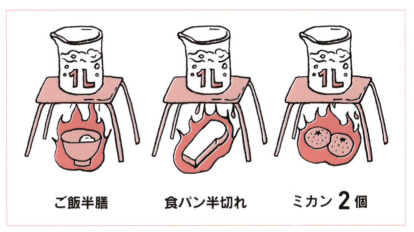

図 1-12　「1 単位＝ 80 kcal」は 1 L の水を沸騰させる熱量

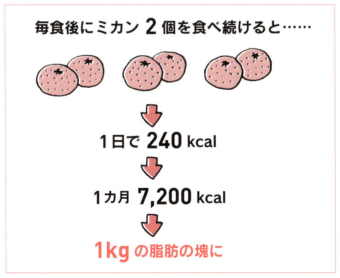

図 1-13　毎食後に 2 個のミカンを食べ続けると 1 カ月で 1 kg の脂肪の塊に変化する

4 殺人的高カロリーを含有する清涼飲料水

　　現代社会には，甘い果物よりもはるかに危険なものが存在します．それは，清涼飲料水です．

　　ソーダ系の炭酸飲料はもちろんのこと，缶コーヒー（砂糖入り），ミルクティー，スポーツ飲料，フルーツジュース，野菜ジュースなどは，すべて大量の単純糖質（ブドウ糖・果糖）を含んでいます（図 1-14）．しかもこれらは液体として消化管に運ばれるので，体内への吸収も早く，膵臓をはじめとする内臓には莫大な負担がかかります．

　　患者さんには，奇跡のような超省エネを実現した**人間本来の姿（血液中に角砂糖1個）**とともに，世の中にあふれる**殺人的高カロリー単純糖質**が，いかに私達の体にとって不自然なものであるのかを"**目に浮かぶように**"上手に伝えていきましょう．

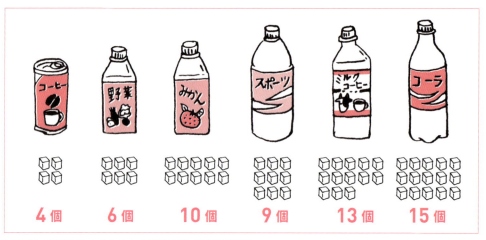

図 1-14　清涼飲料水に含まれる単純糖質（角砂糖換算）

破壊的なまでの糖の流入　　　　　　　　　　糖尿病 TIPS ⑪

　「角砂糖1個には，コップ1杯のお水を沸騰させるだけのエネルギーが含まれているんですよ．その元は，お日様の恵みをタップリと受け取った植物ですよね．しかも，最近の甘い飲み物には，角砂糖4～5個分以上が含まれています．これは1L以上のお鍋の水を沸騰させるだけのエネルギーに相当します．道理で太るわけですよね」

　これほど多量の単純糖質が液体として体の中に一気に入ってくることが，いかに不健康なことか，言葉だけではなく，イメージとして伝わるように患者さんに説明してあげましょう．

5 食後の経過時間に応じた血糖の正常値

　糖尿病は空腹時血糖や随時血糖で診断されますが（第4章で詳述），健常成人の血糖値はどの程度なのでしょうか？

　日本糖尿病学会が定める正常型は，**空腹時血糖が 109 mg/dL 以下，かつ 75 gOGTT（経口糖負荷試験）2 時間値が 139 mg/dL 以下**とされています．血糖値は空腹になれば下がり，食後には上昇するので，食後の時間数に応じた正常値を知りたいところです．

　健常者の正常値については，伊藤千賀子先生が発表されたデータが役立ちます[1]（表1-2）．32,000 人を超える健診受診者の血糖値を食事摂取状況に応じて，空腹時から食後5 時間まで 6 群に分類し，**各集団の"95%"が含まれる上限値がスクリーニング基準値**として採用されています．

　空腹時のスクリーニング基準値は 110 mg/dL であり，この値は先程の正常型上限値（109 mg/dL）にほぼ相当することがわかります．注目していただきたいのは，食後 2 時間以降の値であり，すべて 140 mg/dL 未満に収まっています．以上より，「**空腹時で 110 mg/dL 以上，食後で 140 mg/dL 以上は警戒域（正常集団の最上位 5％内）**」であることを覚えておきましょう．

表 1-2　食後の経過時間に応じた血糖のスクリーニング基準値[1]

対象は 1996 ～ 2000 年までの老人保健法に基づく健診を受けた人のうち，健診受診時に尿糖が陰性で，糖尿病既往や糖尿病治療中の人を除いた 32,187 例で，健康と思われる人について食後の経過時間ごとに血糖値の平均値と 95％が含まれる上限値が検討された．

食後の経過時間	対象者数（人）	平均値 ± 標準偏差（mg/dL）	スクリーニング基準値（mg/dL）
空腹時	19,513	91.6±12.6	110
1 時間まで	5,372	109.9±28.2	155
2 時間まで	9,894	100.4±21.8	135
3 時間まで	10,351	93.5±15.8	120
4 時間まで	5,105	90.5±13.0	115
5 時間まで	1,465	91.0±11.9	115
全体の食後血糖値	32,187	97.8±20.9	140

己の血糖値を知り比較する　　糖尿病 TIPS ⑫

　表1-2 があれば，患者さんの血糖値を測定した時に，「平均値なのか，それとも危険な状態にあるのか」を的確に説明できるようになります．ほとんどの人は，"自分は正常"と考えていますが，実は平均値を超える人は半数以上存在するため，"己の血糖値を知る"ことが，糖尿病予防への第一歩なのです．読者のみなさまもぜひ，ご自分の食後血糖値をチェックしてみてください．

6 真の健常者は血糖一直線！

表1-2に記載されていた，食後経過時間に応じた血糖値の平均をグラフ化したものが，図1-15です．

平均値をみると，**食後1時間でも110 mg/dLであり，空腹時から食後5時間までを通じて，100 mg/dLを中心にほとんど変動がない**ことがわかります．

健常者の血糖変動については，CGMS（Continuous Glucose Monitoring System：持続血糖モニターシステム）で詳細に解析した報告があります[2]．中国での研究ですが，434名の健常者に機械を装着し，24時間の血糖変動を測定したものです（図1-16）．

平均値については，図1-15とほぼ同程度の変動がみられていますが（100 mg/dLから110 mg/dL），**下位5％タイルの集団は，血糖値が75 mg/dL前後で"ほぼ一直線"を示している**点に着目してください．逆に**上位95％タイルの集団では，毎食後に血糖値が150 mg/dL近くまで急上昇**しています．

このように，一口に"健常者"といっても，精密に分析すれば糖尿病を目前に控えた人々（上位95％タイル）から，真の正常者（下位5％タイル）まで，さまざまな集団が含まれていることがわかります．

世の中にあふれている糖尿病のテキストやインターネット上の情報では，健常者でも食後血糖が140 mg/dL近くまで上昇するように書かれていることが多いのですが，それは図1-16に示されている上位95％タイル，すなわち"糖尿病に間近の集団"であることを意味しています．

真に健康な人は「何を食べようが，何を飲もうが，血糖値は一直線」であることを理解しておきましょう．

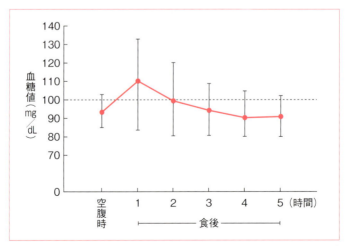

図1-15　尿糖陰性かつ糖尿病の既往を認めない集団の食後時間別血糖値[1]
表1-2の平均値と標準偏差のみをグラフ化した．

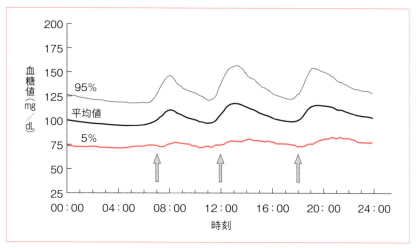

図 1-16　健常者 434 名の 24 時間血糖変動[2]
(95％：上位 95％タイル，5％：下位 5％タイル，矢印は食事摂取時間)

血糖値スパイク?!　糖尿病 TIPS ⑬

　2016 年，ある放送局が"血糖値スパイク"をテーマにした番組を放映しました．この中で，健常者のパターンとして，食後に血糖値が 130 mg/dL 近くまで上昇するグラフが紹介されています．この健常者とは，大学病院に勤務する若い研修医だったのではないかと筆者は想像しています．研修医は休みなく不規則な生活を送っており，食生活も乱れている場合がほとんどです．本来 20 代であれば血糖値は図 1-16 の最下段のグラフのように一直線であるはずですが，不健康な生活を送っていれば膵臓は疲弊し，小さな血糖値スパイクが出現するようになるのです．

　読者のみなさまも決して他人ごとではありません．自分のこととしてとらえましょう．ちなみに，かく言う筆者も昔の不摂生が祟り，食後には小さな血糖値スパイクを認めます．

参考文献
1) 伊藤千賀子，血糖値（空腹時 /75 gOGTT/ 随時）と HbA1c，糖尿病診療 2010．S41-44，日本医師会，2010．
2) Zhou J et al., Reference values for continuous glucose monitoring in Chinese subjects, Diabetes Care, 32（72）：1188-93，2009．

第4章 糖尿病の診断と分類

　基礎知識が固まったところで，糖尿病の診断方法と分類について再確認しておきましょう．この2つを正しく知ることは，患者さんへの説明に役立つだけではなく，みなさま自身とご家族の未来を守ることにもつながります．

1 まずは糖尿病型の判定から

　日本糖尿病学会は，糖尿病の診断にあたり次のようなフローチャートを作成しています[1]（図1-17）．
　糖尿病専門医がみても，頭がクラクラしてくるほど難解な内容になっていますが，その中身はいたってシンプルですので，1つひとつ紐解いていきましょう．

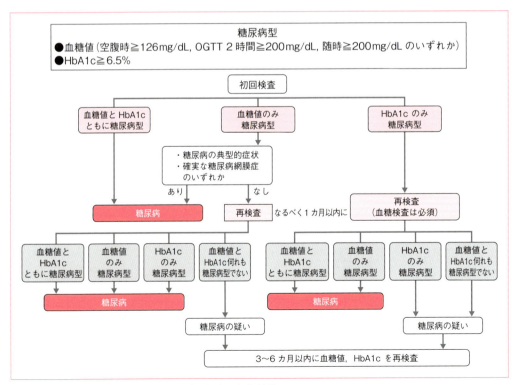

図1-17　糖尿病の診断フローチャート（日本糖尿病学会）[1]

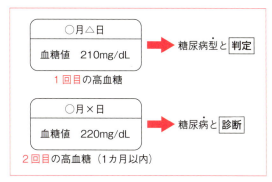

図1-18 糖尿病型の判定と糖尿病の診断

　まず，糖尿病の定義は「インスリン作用不足による慢性の高血糖状態を主徴とする代謝疾患群」でした（第2章）．この中で，"**慢性の高血糖状態を証明**"することがポイントになります．1回だけ血糖値が高くてもダメなのです．高血糖が持続していることを証明しなければなりません．

　このため，**1回だけ高血糖が認められた場合は"糖尿病型と判定"**され，**2回以上にわたり高血糖が証明された時に初めて"糖尿病と診断"**されます．型と病，判定と診断の違いに留意してください（図1-18）．

　次に，高血糖の程度ですが，「採血の条件に応じた"3種類の高血糖"とグリコヘモグロビン（HbA1c）」による基準値が存在します．

(1) 空腹時血糖値（絶食時血糖値）が 126 mg/dL 以上
(2) 経口糖負荷試験 2 時間値が 200 mg/dL 以上
(3) 飲食に関係なく任意の採血時の血糖値（随時血糖値）が 200 mg/dL 以上
(4) HbA1c が 6.5% 以上

　それぞれについて詳しく説明します．

1) 空腹時血糖値

　空腹時血糖は，英語では "Fasting Plasma Glucose（FPG：絶食時血漿ブドウ糖濃度）" とよばれています．ファスティングは最近日本でも認知されるようになりましたが，本来は"絶食"を意味する言葉です．**12 時間以上の絶食状態で採血された血糖値が 126 mg/dL 以上**の時，糖尿病型と判定されます．

絶食時血糖値 _____ 糖尿病 TIPS ⑭

『糖尿病治療ガイド』をはじめとして，日本では"空腹時血糖値"という呼称が一般的ですが，筆者はあえて"絶食時血糖値"を使用するようにしています．なぜなら，多くの人は空腹時を文字どおりに「お腹が空いた状態」と解釈しており，昼食や夕食を抜いた状態を空腹時と勘違いしているからです．この誤解は，一般人だけでなく医療従事者でも見受けられます．正確な理解のためには，正確な言葉遣いが求められます．ぜひとも患者さんに正確な言葉をかけてあげてください．

2) 糖負荷試験2時間値

言うまでもありませんが，血糖値は食事の影響を強く受けます．食事内容と食後の経過時間により血糖値は大きく変化するために，正確に判定・診断するためには"経口ブドウ糖負荷試験（OGTT：Oral Glucose Tolerance Test）"という検査が実施されます．一定量のブドウ糖を経口摂取し，経時的な血糖変化を評価する検査方法です．**75gのブドウ糖を摂取して2時間後に採血された血糖値が200 mg/dL以上の時，糖尿病型と判定します．**

胸焼けがするほど甘いジュース _____ 糖尿病 TIPS ⑮

経口ブドウ糖負荷試験は，75gブドウ糖相当のデンプン分解物が含まれた，ラムネよりも**甘い炭酸ジュース**を飲んで行われます．あまりに甘く，飲んでいる途中で気分が悪くなる人もいるため，当院では必ず水を添えてお出しするようにしています（まさに"チェーサー"ですね）．

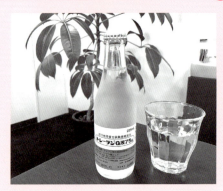

3) 随時血糖値

食事や間食，ジュース摂取の有無に関係なく，**随時で採血した血糖値が200 mg/dL以上の時，糖尿病型と判定されます．**

朝食抜きで採血？　　　　　　　　　　　　　　　　　　　　　糖尿病 TIPS ⑯

　昔の外来では，糖尿病患者さんに対して"朝食抜きで来院"するように指示する病院が多かったのですが，HbA1cは前日および当日の食事の影響を受けないため，患者さんは来院時に朝食を我慢する必要がなくなりました（いまだに毎回朝食抜きを指示する病院もあるようですが…）．特に高齢者の場合，"朝食抜き"の強要は相当な負担になるとともに，低血糖の原因にもなるため，必要時以外は配慮が必要でしょう．

4）グリコヘモグロビン（HbA1c）

　糖尿病型の判定には，血糖値に加えてもう1つの検査が存在します．グリコヘモグロビン（HbA1c）とよばれる検査で，これは過去2〜3カ月の血糖推移を表す"長期の物差し"です．車の速度に例えれば，その**瞬間のスピードが血糖値であり，平均時速がHbA1c**になります．

　グリコヘモグロビンとは，血液中で酸素を運ぶヘモグロビンが糖化された産物であり，全体に占める割合（％）で慢性の高血糖状態を示します．赤血球の寿命（最後は脾臓で分解される）が数カ月のため，過去2〜3カ月の平均血糖を表すのです．**HbA1cが6.5％以上**の時，糖尿病型と判定されます．

　なお，**貧血の場合（女性，高齢者，慢性腎不全患者など）HbA1cは見かけ上の低値を示す**ことがありますので，注意が必要です．

　最後に，糖尿病型と判定される際の血糖値とHbA1c値の設定根拠ですが，これは「**糖尿病網膜症の発症頻度」に基づいて決定**されています．絶食時血糖値126 mg/dL以上，糖負荷試験2時間値200 mg/dL以上，随時血糖200 mg/dL以上，HbA1c 6.5％以上，いずれかの時，**糖尿病患者のみで認められる網膜症の発症が急激に増える**ことから，これらの値が設定されているのです[注1]．

注1：大血管障害ではなく，糖尿病患者特有の合併症である細小血管障害の発症を目安にして，現在の診断基準が設定されている点に注意が必要です．

2　慢性の高血糖を証明せよ！

　最初に糖尿病型と判定した後，およそ1カ月以内に再度糖尿病型と判定できれば，その時初めて糖尿病と診断することができます．

　ここで1つ疑問が生じます．HbA1cは過去数カ月の高血糖状態を表す検査でした．HbA1cが6.5％以上であれば，それはまさに慢性の高血糖状態を意味しているので，ただちに糖尿病と診断できるのではないでしょうか？

　実は，**米国糖尿病学会の診断基準では，HbA1c高値のみで糖尿病と診断できる**のです．

しかし，**日本糖尿病学会の診断基準では"必ず高血糖を確認する"**ことが求められています．これは，異常ヘモグロビン血症により血糖値は正常範囲なのに，HbA1cが見かけ上の高値を示すなど，**HbA1c値だけでは誤診してしまう症例が存在する**ために，高血糖の証明が条件づけられているのです．

実際の臨床現場においては，血糖とHbA1cを同時に測定することがほとんどですから，**高血糖とHbA1c高値が確認できれば，その場で糖尿病と診断可能**です．

慢性の高血糖を把握するためには，血糖とHbA1c以外に2つの参考所見が認められています．1つは**糖尿病患者に典型的な自覚症状**であり，もう1つは**糖尿病網膜症の存在**です．

典型的自覚症状とは，"口渇・多飲・多尿・体重減少"であり（詳細は第6章で解説），問診からこれらの症状が明らかになり，高血糖が証明されれば糖尿病と診断できます．糖尿病網膜症もまた，糖尿病患者のみに認められる特有の所見であり，眼底検査により"確実な糖尿病網膜症"が認められれば，高血糖とセットで糖尿病と診断されます．

以上をまとめると，糖尿病診断のポイントは次のようになります．

- 高血糖＋高血糖（1カ月以内に再検）
- 高血糖＋HbA1c高値
- 高血糖＋典型的な自覚症状（口渇・多飲・多尿・体重減少）
- 高血糖＋確実な糖尿病網膜症（眼底検査で確認）
  高血糖の定義：絶食時血糖値126 mg/dL以上，随時血糖値200 mg/dL以上，
  　　　　　　　経口糖負荷試験2時間値200 mg/dL以上のいずれか
  HbA1c高値の定義：6.5%以上（採血時の条件は問わない）

自覚症状と網膜症の重要性　　　糖尿病TIPS⑰

第2章で説明したとおり，糖尿病型の判定および糖尿病の診断において，"尿糖は無視"されています．その一方で，"糖尿病の典型症状と網膜症"の存在が重要視されている点に，着目しておきましょう．

網膜症は糖尿病患者のみに認められる特有の合併症であり，診断では重要視されます．

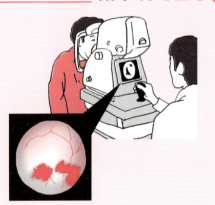

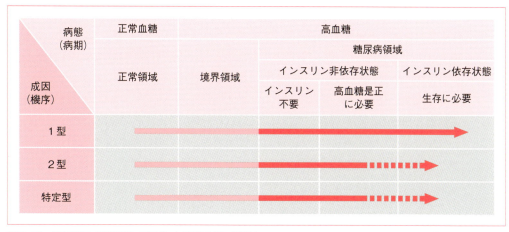

図 1-19　糖尿病の成因分類（縦軸）と病態分類（横軸）　　　　　　　　　　　（文献 1 より改変）
図右への移動 ➡ は糖代謝異常の悪化（━━ 糖尿病発症，━━ 糖尿病未発症）．頻度が少ない病態（病期）は破線 ▪▪▪ で示している．
1 型糖尿病で正常から境界領域の症例は，膵島関連自己抗体のみが陽性で，まだ糖尿病未発症の状態にある．2 型糖尿病や特定型糖尿病でも，インスリン依存状態に移行することがある．

3　糖尿病の成因分類

　糖尿病と診断されると，専門医は発症機序に基づいた成因分類と，病期に応じた病態分類を行います（図 1-19）．

　成因分類とは，糖尿病の発症に至った原因による分類であり，1 型糖尿病，2 型糖尿病，その他特定の原因による糖尿病（特定型糖尿病[注1]）の 3 種類が存在します．簡潔に説明すれば，**原因が明らかな糖尿病が 1 型糖尿病と特定型糖尿病であり，原因不明の糖尿病が 2 型糖尿病**となります．

> ● 1 型糖尿病：**膵臓 β 細胞の破壊**により発症し，通常はインスリン依存状態に陥る．診断には膵島関連自己抗体やインスリン分泌能（C ペプチド）が用いられる．
> ● 特定型糖尿病：1 型糖尿病以外の**特定の原因により発症**する．具体的には，遺伝子異常・膵がんによる膵臓切除後・ステロイド治療・慢性肝炎・慢性膵炎などがある．
> ● 2 型糖尿病：1 型糖尿病および特定型糖尿病を**除外診断した後に残る原因不明の糖尿病**．

注 1：『糖尿病治療ガイド』中に"特定型糖尿病"という記載はありませんが，読者の理解を助けるために，本書ではこのような表記を用いています．

　1 型糖尿病は，インスリン生産工場である膵臓 β 細胞が破壊され，通常"インスリンの絶対的不足"に陥ります．絶対的不足とは「インスリンの絶対量が不足し，生命維持のためにインスリン投与が必須」であることを意味し，"インスリン依存状態"ともよばれ

第I編 復習しよう糖尿病の基礎知識

ます．古い医学書では，1型糖尿病は小児に好発する疾患と記載されていましたが，現在は**小児から高齢者に至る全年齢層で発症する**ことが明らかになっています．しかも，その**発症頻度は比較的高く，成人糖尿病患者全体の4%**に達するといわれています[2]．膵臓β細胞破壊の機序については，ウイルス説などがあり詳細は明らかになっていませんが，自己免疫異常により膵島で炎症を起こしている病理像（膵島炎）が確認されています．

　診断方法としては，**膵島に対する自己抗体（膵島関連自己抗体）**(注1)**の存在を確認する**か，**血清もしくは尿中Cペプチド**(注2)**を計測することで膵臓の残存インスリン分泌能を推定**する方法があります．なお，1型糖尿病患者では歯周病の頻度が高く，重症化しやすいことが報告されています．

注1：GAD抗体，IA-2抗体，ZnT8抗体，インスリン自己抗体（IAA），膵島細胞質抗体（ICA）など．
注2：インスリンを投与している状態で血中インスリンを測定すると，注射された外因性インスリンも合わせて計測してしまうため，真のインスリン値（内因性インスリン）はわかりません．そこで，インスリンの前駆物質であるプロインスリンが分解される際に放出されるCペプチド（C末端ペプチド）を測定することで，内因性インスリン量を推定するのです．

糖尿病TIPS⑱　1型糖尿病は25人に1人

　1型糖尿病の頻度は成人糖尿病患者全体の4%ですから，**糖尿病外来の25人に1人は1型糖尿病患者である可能性があります**．しかし，一般外来において膵島関連自己抗体やCペプチドの検査はほとんど実施されていないため，2型糖尿病と誤診されている1型糖尿病患者は少なくないのです．1型糖尿病はインスリンがほとんど分泌されていないため，血糖変動が激しいことが特徴ですが，多くの医師はこれをインスリンの絶対的不足によるものととらえず，「単なる患者の食べ過ぎ」と決めつけてしまいます．血糖変動が激しいインスリン治療中の患者さんがおられたら，1型糖尿病の可能性があるので，一度糖尿病専門医の外来を受診するように，アドバイスしてあげましょう．

　特定型糖尿病で最も頻度が高く，かつ注意が必要な原因は遺伝子異常です．ミトコンドリア遺伝子の異常による糖尿病（**ミトコンドリア糖尿病**）や若年発症成人型糖尿病（**MODY**：Maturity-Onset Diabetes of the Young）などが代表的ですが，遺伝子異常に基づく糖尿病は全体の数%に及ぶともいわれています．このため，糖尿病の問診においては"家族歴の聴取"が重要視されます．

　このほか，意外に多い原因が**膵がんによる膵臓切除後**の糖尿病です．膵臓のβ細胞機能にはかなりの余力がありますが，切除範囲が広範に及ぶと，インスリン分泌不足に陥ってしまいます．自己免疫性疾患や化学療法で用いられる**ステロイド治療**により糖尿病を発症した場合も，この特定型に含まれます．

　2型糖尿病は，ここまでみてきた1型糖尿病と特定型糖尿病の**すべてを除外したうえで，最後まで残った原因不明の糖尿病**です．本来は，遺伝子異常の検索などを含め，数々の特殊検査を必要とする，非常に診断が難しい疾患といえます．しかし，実際には"安易に2

型糖尿病という病名がつけられている"現状があるのです．

4 糖尿病の病態分類

成因分類は原因に基づいた分類であり，正式な病名を決定するための学問的分類ですが，これに対して**病態分類は，治療内容に直接かかわってくる臨床に即した分類**です（**表 1-3**）．

表 1-3　糖尿病の病態分類[1]

正常血糖	高血糖		
		糖尿病領域	
		インスリン非依存状態	インスリン依存状態
正常領域	境界領域	インスリン不要	高血糖是正のためにインスリンを使用	生存のためにインスリンが必要

まず，病態は大きく高血糖と正常血糖に二分されます．高血糖はさらに境界領域と糖尿病領域に二分され，最後に糖尿病領域はインスリン非依存状態とインスリン依存状態で区別されます．

インスリン依存状態はすでに述べたとおり，インスリンが絶対的に不足している状況であり，**インスリン投与を行わなければ生命に危険が及ぶ状態**です．インスリン依存状態であるか否かは，Cペプチドを計測することで比較的簡単に判断できます[注1]．

インスリン非依存状態は，インスリンが不要な場合（内服もしくは食事運動療法）と，高血糖是正のためにインスリンを使用する場合に分かれます．**インスリン治療中の患者のほとんどは，"高血糖の是正のために"必要**な人たちであり，適切な運動と食事療法を実施できれば多くの場合はインスリンから離脱できます．

注1：絶食時血清Cペプチドが0.5 ng/mL以下の時，インスリン依存状態と判断され，通常はインスリン治療が開始されます．

非常時はインスリン依存状態の患者への対応が最優先！　糖尿病 TIPS ⑲

インスリン依存状態にある患者さんは，インスリン皮下注射が途絶えると，わずか半日から数日で，重症の"**糖尿病ケトアシドーシス**"を発症します．このため，震災など有事の際は，インスリン依存状態にある患者に対して，インスリン製剤を最優先で配布する必要があるのです．

参考文献

1) 日本糖尿病学会，糖尿病治療ガイド2018-2019．文光堂，東京，2018．
2) Takeda H et al., Clinical, autoimmune, and genetic characteristics of adult-onset diabetic patients with GAD autoantibodies in Japan (Ehime Study), Diabetes Care, 25 (6): 995, 2002.

第5章 糖尿病は血管病

　糖尿病患者はよほどの重症でなければ，高血糖による自覚症状はありません．血糖値が上昇すると頭痛がする仕組みになっていれば，糖尿病がここまで増えることはなかったでしょう．しかし，幸か不幸か，人間は血糖値が少々高くとも何も感じず，健康な人と同じように暮らすことができます．

　本人が苦痛や不自由を感じないのであれば，放置しておけばよいのですが，今や世界中が糖尿病を問題視しています．なぜでしょうか？　それは，糖尿病が恐ろしい合併症を併発することがあるからです．**糖尿病合併症とは，言い換えれば"血管病"**です．

1　人は血管とともに老いる

　17世紀のトーマス・シドナム（Thomas Sydenham）医師は「**人は血管とともに老いる（A man is as old as his arteries）**」という名言を残しています．血管が若々しければ人は老いず，血管が老いれば体も衰える．そして**血管の老化を加速させるものが糖尿病**なのです．

　糖尿病は全身の血管老化を加速させる病気ですが，その発生場所によりさまざまな合併症を誘発します（図 1-20）．

2　糖尿病特有の三大合併症（細小血管障害）

　糖尿病合併症の中で最も重要なものは，三大合併症とよばれる以下のものです．

> ● 糖尿病神経障害（シ）
> ● 糖尿病網膜症（メ）
> ● 糖尿病腎症（ジ）

　覚えやすいように，神経・目・腎臓の頭文字を取り，"シメジ"という語呂が考案されています．この三大合併症の特徴は，**細い血管の障害（細小血管障害）**である点と，**糖尿病患者だけに観察される特殊な合併症**である点にあります．このために，糖尿病三大合併症（three major complications）として特別視されているのです．

　現在の**糖尿病診断基準は，細小血管障害の中でも網膜症の発症頻度に基づいて設定**されている点に注意しましょう．

糖尿病は血管病 第5章

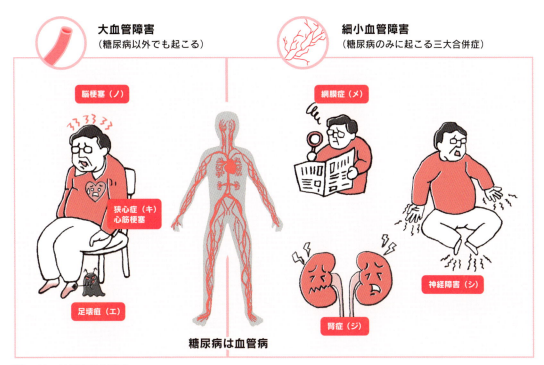

図 1-20　糖尿病は血管病

血管は日光下で劣化するホースと同じ　　　糖尿病 TIPS ⑳

　筆者は市民公開講座で，よく次のような例え話をします．「みなさん，庭に水やりをするために新品のホースを買ってきたとしましょう．真新しいホースは，しなやかで軟らかいですよね．しかし，直射日光のあたる水栓につないでおけば，次第に硬くなり，やがてはひびが入り，水が漏れてしまいます．なぜでしょうか？そう，お日様の紫外線により，ホースがカチカチに硬化してしまうからですよね．人間の血管も同じことなのです．血液の中に糖分があふれると，まさにお日様の紫外線のように作用して，動脈硬化を起こすのです」

　もちろん，糖尿病の患者さん全員にこのようなことが起こるわけではありません．血縁者に心筋梗塞や脳梗塞，腎不全が多い家系では，心臓・脳・腎臓の血管が傷みやすい遺伝を受け継いでいます．そのような人は，血管病が進まないように特に注意しなければなりません．

第I編 復習しよう糖尿病の基礎知識

3 命にかかわる大血管障害

大血管障害（太い血管の合併症）には，大きく以下の3つがあります．

> ● 末梢動脈疾患（壊疽）（エ）
> ● 脳血管障害（脳梗塞・脳出血）（ノ）
> ● 心血管障害（狭心症・心筋梗塞）（キ）

末梢動脈の閉塞による足壊疽，脳梗塞・脳出血などの脳血管障害，そして狭心症・心筋梗塞を引き起こす心血管障害（壊疽，脳梗塞，狭心症の頭文字を取り，"エノキ"）．いずれも，命にかかわる大事に至ることがある恐ろしい合併症ですが，**糖尿病以外の患者（喫煙者・高血圧症患者・高脂血症患者など）でも認められる**点が，三大合併症とは異なります．

4 第6の糖尿病合併症 "歯周病"

最後に登場した合併症が歯周病です．1993年，歯科医師であるLöe（レー）は「歯周病は第6の糖尿病合併症」であることを糖尿病の学術雑誌上で提唱しました[1]．5番目までの合併症リストは論文中に記載されていませんが，その意図を汲むと次のようになります．

> 1. 糖尿病神経障害（シ）
> 2. 糖尿病網膜症（メ）
> 3. 糖尿病腎症（ジ）
> 4. 末梢動脈疾患（PAD：Peripheral Artery Disease；足壊疽）（エ）
> 5. 脳心血管障害（CVD：Cerebro Vascular Disease；脳血管障害・心血管障害）（ノ・キ）
> 6. 歯周病

これは筆者の個人的見解ですが，糖尿病合併症が血管病である観点に立てば，**歯周病もまた血管病（細小血管障害）ととらえることができる**のではないかと考えています．歯や歯肉はきわめて血管豊富な組織であり，そこに張り巡らされている神経網も膨大です（特

糖尿病は血管病　　　　　　　　　　　　　　　糖尿病TIPS㉑

糖尿病は血管病であることを"シメジとエノキ"で患者さんに伝えてみましょう．この時，細い血管（細小血管障害）と太い血管（大血管障害）を明確に区別して説明することがポイントです．そして，細小血管障害にはシメジに加えて，歯周病も含まれることをしっかりと伝えましょう．

歯科医院に定期的に通院し，日常的に口腔ケアに努めていれば，第6の合併症である歯周病はコントロールできるのですから．

に歯の内部)．今は明らかになっていませんが，糖尿病により歯や歯肉の微小循環障害/神経障害が起きている可能性があります．その結果として，糖尿病患者では歯槽骨の吸収，弾性組織の崩壊，歯肉の循環不全，唾液分泌障害などが重症化しているのかもしれません．今後の研究成果が待たれるところです．

5 最も怖い合併症は神経障害

　ここまでさまざまな糖尿病合併症が登場しましたが，最も怖い合併症はどれでしょうか．心筋梗塞でしょうか？　それとも足壊疽でしょうか？　実は，**臨床家にとって最も恐ろしい合併症は"神経障害"**なのです．

　糖尿病神経障害というと，ほとんどの医療従事者は足の痺れや痛みを連想するだけで，"怖いものだ"という自覚はあまりないようです．実際，昔の筆者もそうでした．しかし，経験を積めば積むほど，糖尿病専門医は神経障害の恐ろしさを痛感するようになるのです．

　神経障害には，大きく**知覚神経障害と自律神経障害**の2つが存在します．知覚神経障害は，両手両足の痺れや異常感覚を引き起こしますが，**進行すると患者は"痛覚を失う"**事態に至ります．この結果，怪我や低温火傷を起こしても，本人は何も感じず放置されたままになってしまいます．その究極像が，"無痛性心筋梗塞"です．心筋梗塞は人間が感じる痛みの中で最も激烈な部類に入りますが，重度の神経障害をきたすと心筋梗塞の痛みですら，感じなくなります．この結果，発作の予兆を感じることなく，いきなり心停止をきたしてしまうのです．**足潰瘍や足壊疽，無痛性心筋梗塞の背景には，知覚神経障害による痛覚の消失がある**ことを肝に銘じておきましょう．

　自律神経障害は，交感神経や副交換神経の障害を通じて，起立性低血圧などをもたらします．起立時は，血液が重力に従い下方に落ちていくので，そのままでは脳が虚血を起こし意識レベルが低下してしまいます．これを防ぐため，自律神経はただちに下肢の血管を収縮させ血圧の低下を防ぐのです．しかし，重度の自律神経障害患者の場合は，このような調節作用が働かず，立ち上がるたびに失神してしまいます．また，自律神経障害患者では心拍数の変動が失われ，ロボットのように一定のリズムを刻むようになります[注1]．これは，緊急時に脈拍を上げることができないことを意味しています．脈拍を上げることができなければ，血圧は低下し，循環不全を起こしてしまいますので，**重度の自律神経障害患者は突然死の危険性が高い**のです．

注1：健常者は生理的呼吸性変動により，心拍数は常に変化しています．

参考文献

1) Löe H，Periodontal Disease The sixth complication of diabete smelitus, Diabetes Care, 16：329-334, 1993.

第6章 高血糖症状のポイント

　第5章で述べたとおり，神経障害を有する糖尿病患者は自覚症状を訴えることが少なく，発見が手遅れになってしまうことが多々あります．高齢の糖尿病患者もまた，加齢の影響により神経機能が低下し，似たような状態におかれています．このため臨床現場においては，糖尿病患者が発している小さなサインを見逃さないことが，最良のリスク回避策となります．

　本章と次章では，外来診療で留意すべき糖尿病患者の症状について解説します．

1　糖尿病に特徴的な高血糖症状

　最初に，高血糖に基づく症状についてみてみましょう．第4章の糖尿病診断基準で登場した典型的な症状について改めて詳しく述べます．

1）口渇

　口渇は文字どおりですが，後で述べる脱水症状（特に舌の所見）と併せてとらえると効果的です．

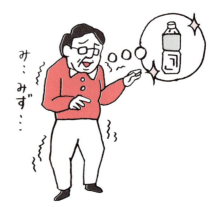

2）多飲

　多飲については，具体的に**飲水量と飲み物の内容を聴取**するようにしましょう．重症の場合は，4L以上飲水していることが多いですし，清涼飲料水を摂取していることもよくあります（ペットボトル症候群）．

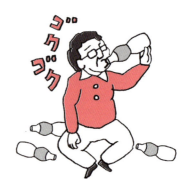

3）多尿

患者が多飲している場合は，多尿も認められます．多尿に関するポイントは，"夜間排尿回数"を聴取することです．「**夜寝ている間に，何回トイレに行かれますか？**」と尋ねてみてください．2〜3回以上であれば糖尿病の可能性が高いでしょう（高齢者や前立腺肥大患者は除く）．

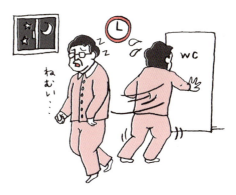

4）体重減少，全身倦怠感

体重減少も重要なサインの1つです．質問は「**この1カ月で痩せられましたか？　何kgやせられましたか？**」と尋ねてください．突然1カ月間で数kg以上やせていれば，高血糖状態の可能性があります（重症であれば5〜10kg痩せる場合もある）．また，体重減少は全身倦怠感を併います．

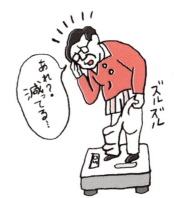

5）こむら返り

こむら返りの多くは腓腹筋の痙攣ですが，高血糖が持続すると就寝後の夜間や明け方に頻発します．大変重要なサインなのですが，教科書や『糖尿病治療ガイド』には記載されていません．是非患者さんに「**最近，寝ている間にこむら返りが起きることはありませんか？**」と尋ねてみてください．毎日こむら返りを認めるようであれば，重度の高血糖が続いている可能性が高いでしょう．

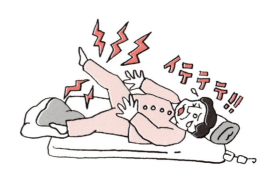

6）脱水症状

脱水症状は，文字どおり脱水による身体所見です．教科書的には皮膚の乾燥などが記載されていますが，筆者は"舌の脱水所見"を最重要視しています．脱水により唾液分泌が低下すると，舌表面は乾燥し潤いが失われます．それと同時に，**舌は一回り小さくなり**

(萎縮)，**舌の先が尖鋭化**してきます．これは患者に舌を出してもらえば一目瞭然なので，日頃の外来で疑わしい症例に出合った場合は是非確認してみてください．

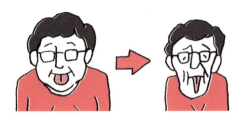

舌の見方と伝え方　　　　　　　　　　　糖尿病TIPS㉒

　舌の脱水症状を確認するために舌を出してもらう時，ほとんどの患者さんは恥ずかしがられるので，「舌を出してみていただけますか？」と問いかけた直後に，**スタッフ自ら先にベーと舌を出すことがポイント**です．図は，当院を受診された未治療の重症糖尿病患者（HbA1c：14.7％）の舌の経過を示したものです．初診時は，舌の表面は乾燥し，唾液はねばつき糸状になっています．舌は全体に萎縮し，舌先が尖鋭化している点が特徴です．口唇も乾燥している点に注目してください．しかし，治療が始まり5日も経てば全身状態は著しく改善し，舌は湿潤化するとともに，舌先が丸みを帯びてきます．舌の所見は，HbA1cなどの臨床検査よりもはるかに早く変化しますので，再診時は「先日はカラカラで縮こまっていた舌に潤いが戻り，丸みを帯びて元の大きさに戻ってきましたよ，よかったですね！」と患者さんに勇気づけを行うこともできます．

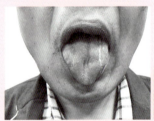
初診時
血糖値 566 mg/dL

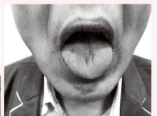
治療開始5日後
血糖値 312 mg/dL

図　舌の脱水所見の経過

2　血糖値 300 mg/dL 以上を疑わせるサイン

　上記で述べた典型的な症状を知っておけば，血糖値を計らなくても糖尿病患者のリスクをある程度把握することが可能になります．

　特に血糖値 300 mg/dL 以上の重症患者のサインとして，以下の4つを確認するとよいでしょう．

① 急激な体重減少（ひと月に数 kg 以上）
② 夜間頻尿（1 ～ 3 時間おき）
③ 脱水所見（舌の乾燥・萎縮・尖鋭化）
④ こむら返り（夜間～朝方）

　これらは筆者が日頃の外来診療からつかんだ勘所ですが（HbA1c が 11％前後を超えてくるとほぼ必発），いずれも問診と舌の診察のみで把握できるので役立ちます．

第7章 低血糖症状のポイント

　糖尿病治療において，最も重要な副作用は"低血糖症"です．その昔，合併症予防の観点から「血糖値は低ければ低いほど良い」という時代がありましたが，2008年頃よりさまざまな臨床研究を通して，低血糖が患者さんの予期せぬ死亡を招くことが明らかになってきました．本章では，低血糖症の恐ろしさとその実態を解説した後，患者さんへの説明法と対処法について述べます．

1 なぜ血糖コントロール目標は改定されたのか？

　2013年5月，熊本で開催された第56回日本糖尿病学会年次学術集会において「**熊本宣言2013**」が発表され，新しい血糖コントロール目標が同年6月より運用されることになりました．

　2013年5月まで，日本において長らく運用されていた血糖コントロール目標は「**優・良・可（不十分／不良）・不可**」の**5段階**からなるもので[1]（図1-21），まるで通信簿のような呼称に不快感を覚える患者さんも少なくありませんでした．

　これに対して，熊本宣言で改訂された新しい血糖コントロール目標は，**3種類に簡素化**されており，それぞれ **6.0％未満，7.0％未満，8.0％未満**と覚えやすくなっています[2]（図1-22）．「評価」という文言が消え，「目標」に置き換わっている点に着目してください．

　糖尿病の治療方針を左右する重要な血糖コントロール目標が，どうしてこれほど大きく改定されたのでしょうか？

　2013年6月，熊本宣言に合わせて緊急出版された『糖尿病治療ガイド改訂版』の冒頭には，次のように記載されています[2]．

> 　新しい血糖コントロール目標を簡単に説明したい．優，良，可（不十分・不良），不可と5段階に分けられた従来の「血糖コントロール指標と評価」は，複雑であるとか，「不可」といった否定的な呼称が患者中心の医療を目指す理念にそぐわない，などの意見があった．そこで2013年4月からのヘモグロビンA1c（HbA1c）のNGSP値表記への統一を機に，日本糖尿病学会内で血糖コントロール目標の改訂の検討が進められ…

　患者への配慮と，HbA1c表記の変化に対応した結果であることが述べられていますが，

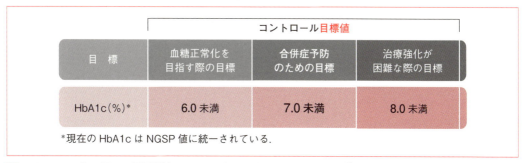

指標	コントロールの評価とその範囲				
	優	良	可		不可
			不十分	不良	
HbA1c(JDS)(%)*	5.8未満	5.8〜6.5未満	6.5〜7.0未満	7.0〜8.0未満	8.0以上
HbA1c(NGSP)(%)	6.2未満	6.2〜6.9未満	6.9〜7.4未満	7.4〜8.4未満	8.4以上
空腹時血糖値(mg/dL)	80〜110未満	110〜130未満	130〜160未満		160以上
食後2時間血糖値(mg/dL)	80〜140未満	140〜180未満	180〜220未満		220以上

*HbA1cの表記は，2014年3月まで日本独自のJDS値（Japan Diabetes Society）値と，米国式のNGSP（National Glycohemoglobin Standardization Program）値の2種類が用いられており，2014年4月以降はNGSP値に統一された．測定方法の違いにより，JDS値はNGSP値に比較して約0.4低い．

図1-21　2013年5月まで運用されていた旧式の血糖コントロール目標
血糖値やHbA1c値に応じた"5段階評価"になっている．

目標	コントロール目標値		
	血糖正常化を目指す際の目標	合併症予防のための目標	治療強化が困難な際の目標
HbA1c(%)*	6.0未満	7.0未満	8.0未満

*現在のHbA1cはNGSP値に統一されている．

図1-22　2013年6月から運用開始になった現行の血糖コントロール目標[2]
以前の"5段階評価"が消え，"3つの目標"に変更されている．

実は2008年から2010年にかけ，海外の糖尿病研究者の間で**"従来の厳格な血糖コントロールに対する猛省"**が生まれていたのです．日本糖尿病学会もこの流れを無視できなくなったため，血糖コントロール目標を変更したのではないかと筆者はみています．

2　"The Lower, The Better"の見直し

日本糖尿病学会の旧式血糖コントロール目標である"5段階評価"に象徴されるとおり，2000年代初頭まで**"血糖値は低ければ低いほど良い（The lower, the better）"**という考えが糖尿病の世界では支配的でした．これは「高血糖が糖尿病合併症を引き起こすのだから，血糖値が低ければ低いほど，合併症のリスクは下がるだろう」という"医師の思い込みに基づいた予想"です．ところが2008年，その予想を覆す臨床研究が発表されたのです．

第I編 復習しよう糖尿病の基礎知識

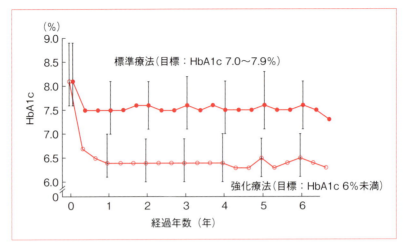

図 1-23　ACCORD 研究追跡期間中の HbA1c 推移　　　　　　　（文献3より改変）
プロットデータは中央値，上下のバーは四分位を表示．

　カナダと米国の多施設共同研究である ACCORD（Action to Control Cardiovascular Risk in Diabetes）は，The New England Journal of Medicine 誌の 2008 年 6 月号に "**厳格な血糖降下療法が 2 型糖尿病患者に与える影響**（Effects of Intensive Glucose Lowering in Type2 Diabetes）" と題する論文を発表しました[3]．

　平均年齢 62 歳の 2 型糖尿病患者（心血管病の既往あり，または心血管障害のリスク因子あり），男女 10,251 名（**HbA1c の中央値 8.1％**）を**標準療法（治療目標 HbA1c ＝ 7.0 〜 7.9％）**と**強化療法（治療目標 HbA1c ＝ 6.0％ 未満）**[注1]の 2 群に分け，主要評価項目を「非致死性心筋梗塞，非致死性脳卒中，心血管病による死亡」に設定し，追跡調査しています[注2]．

注1：この値は，日本糖尿病学会の旧コントロール目標では "優" に相当します．
注2：ACCORD 研究の主要評価項目は，心血管病の発症または死亡に設定されていたため，この手の研究としては珍しく心血管病の既往を有するリスクの高い患者が全体の 35％ も占めています．

　強化療法群の HbA1c 目標値は 6.0％ 未満と低い値が設定されたため，最終的にインスリン分泌促進薬が全体の 87％，インスリン皮下注射が全体の 77％ の患者に使用され，**1 年後に HbA1c は当初の 8.1％ から 6.4％ まで低下**しています（標準療法は 7.5％ まで低下）（**図 1-23**）．

　強化療法群では目標近くの血糖降下が得られたにもかかわらず，その裏側では驚くべき変化が起きていました．

　両群の間で，主要評価項目に統計学的な有意差は認められませんでしたが，**1 〜 2 年を経過した頃から強化療法群の死亡数増加が目立ち始め**，最終的には統計学的に標準療法よりも死亡率が高くなったため（**図 1-24**），**強化療法は平均 3.5 年で中止を余儀なくされた**のです．

　HbA1c の正常化を目指して，より厳格に血糖値を低下させた結果，総死亡を有意に増やしてしまったのです．この研究結果は，全世界の糖尿病専門医に衝撃を与え，従来の糖尿病治療方針を大幅に見直すきっかけとなりました．

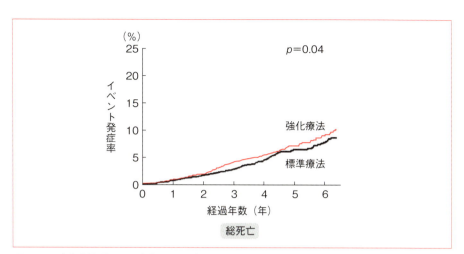

図 1-24　強化療法群と標準療法群のカプラン・マイアー（Kaplan-Meier）曲線　（文献3より改変）
強化療法群では総死亡が有意に上昇していたため，平均追跡期間 3.5 年の時点で強化療法は中止された．

3 HbA1c 7.5% 前後が最も安全

　この発表と前後して，ACCORD と同じように「**過度な血糖管理による重症低血糖が心血管病の合併率や死亡率を上昇させる事実**」が，さまざまな臨床研究を通して明らかになっています．

　その中から，Lancet 誌に発表された英国開業医データベースのコホート解析結果を紹介します[4]．50 歳以上の 2 型糖尿病患者の中から，スルホニル尿素（SU）薬とメトホルミンの内服治療を受けている集団 1（27,965 人；平均年齢 64 歳；治療前平均 HbA1c 9.0%），およびインスリン治療を受けている集団 2（20,005 人；平均年齢 64 歳；治療前平均 HbA1c 10.0%）を抽出し，全死因死亡を主要評価項目として集団 1 を平均 4.5 年，集団 2 を平均 5.2 年間追跡調査しています．

　その結果，両集団ともに<u>治療後の HbA1c が 7.5〜7.6% の場合，最も死亡リスクが低い</u>ことが明らかになりました（図 1-25）．

　さらに，治療後の HbA1c が 6.5% 未満の場合，両集団ともに死亡リスクは上昇しています．中でも<u>インスリン治療群の場合は，HbA1c 6.4%（中央値）の死亡リスクが，HbA1c 10.5%（中央値）とほぼ同じ</u>であった事実は注目に値します．

糖尿病専門医は HbA1c 7% 未満で危険信号　　糖尿病 TIPS ㉓

　糖尿病専門医はインスリン治療中の患者の HbA1c が 7% 未満になると（特に高齢者の場合），警戒すべき状態であることを経験的に知っていますが，英国の研究はその裏づけを示したものと言えるでしょう．

第 I 編　復習しよう糖尿病の基礎知識

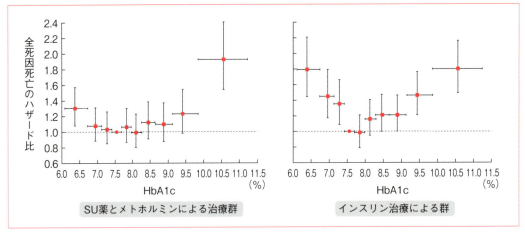

図 1-25　治療法別にみた治療後 HbA1c と全死因死亡ハザード比との関係　　　　　　（文献 4 より改変）

4　インスリンと SU 薬による低血糖症はどちらが怖いのか？

　過度な血糖管理による"医原性低血糖"(注1)が，心血管病の併発や死亡をもたらす事実が世界的に注目されるようになったのは，2008 年頃からのことですから，このような事実をまだ知らない，もしくは教えられていない医療従事者が日本では大多数を占めています．結果として，多量の SU 薬を投与され，昏睡状態に陥り救急搬送される高齢者の症例が，わが国では後を絶ちません．

　ここで，大津赤十字病院から発表された衝撃の論文をご紹介しましょう[5]．平成 20 年 1 月から平成 24 年 3 月までの 4 年 3 カ月間に，糖尿病治療による医原性低血糖症のため同院に緊急入院した 53 名が解析されています．治療内容で分類すると，SU 薬による低血糖症が 41 名，インスリンによる低血糖症が 12 名と，症例の多数を SU 薬が占めています．

　表 1-4 はきわめて重要な事実を示しています．まず年齢ですが，インスリン群の 75 歳に対して，**SU 薬群は 83 歳と高齢**であることが分かります．次に緊急入院した直後の血糖値ですが，読者のみなさまはどちらが低いと予想されるでしょうか？　普通はインスリン群だと考えるでしょうが，実はインスリン群 45 mg/dL に対して，**SU 薬群は 33 mg/dL** なのです．ここまで血糖値が低下すると，意識混濁もしくは昏睡状態に至ります．次に HbA1c を見てみましょう．**SU 薬群の入院時平均 HbA1c は 6.6%**，これは先程の Lancet 論文で死亡リスクの上昇が報告されているレベルです(注2)．そして，eGFR は両群に統計学的な有意差は認められませんでしたが，全患者の eGFR は 47.0 mL/min/1.73 m² と**腎機能は低下**しています．

　そして，最も着目すべきデータが「血糖回復までの時間」です．インスリン群は入院後平均 1.5 時間で血糖値が回復しているのに対して，**SU 薬群は回復まで平均 17 時間が必要**でした．しかも，75% タイル値は 27 時間にも達しています．これを専門用語で"遷延

表1-4 医原性低血糖症で緊急入院した患者[5]

	全患者 (n=53)	SU薬群 (n=41)	インスリン群 (n=12)	p値
年齢（歳）	81.1±9.8	83.0±8.7	74.8±10.8	0.010
初診時血糖値 (mg/dL)	35.7±12.4	33.0±10.1	44.9±14.9	0.003
HbA1c (%)	6.76±1.27 (n=48)	6.56±1.19 (n=39)	7.64±1.20 (n=9)	0.020
血清Cre濃度 (mg/dL)	1.46±1.08	1.59±1.19	1.07±0.41	0.148
eGFR (mL/min/1.73 m^2)	47.0±30.8	45.1±33.2	53.3±19.3	0.425
糖尿病罹病期間（年）	18.2±12.0 (n=39)	17.9±12.3 (n=28)	18.8±11.2 (n=11)	0.833
血糖回復までの時間（時間）	14：[4, 25]	17：[6, 27]	1.5：[1, 8.25]	0.0007

＊データは平均 ± 標準偏差で，血糖回復までの時間は中央値：[25％値, 75％値]

性低血糖"と呼びます．インスリンによる低血糖はせいぜい数時間しか続きませんが，<u>SU薬で低血糖を起こすと，1日以上にわたり持続することがあるのです</u>．

　この結果から，**医原性低血糖症においては，インスリンよりもSU薬のほうが遙かに重篤であることがわかります**．今後の糖尿病治療では，「**腎機能が低下した高齢者へのSU薬投与は極力避ける，もしくは低用量に留める**」ことが常識にならなければなりません．

注1：薬物治療が引き起こした低血糖を医原性低血糖と呼びます．字のとおり，"医者が原因でおきた低血糖"といえるでしょう．
注2：HbA1c 6.6％は，日本糖尿病学会の旧コントロール目標"優"に近い値です．この事実からも，日本にはいまだに"優の呪縛"にとらわれている医師や患者が多数存在することがわかります．

SU薬による低血糖症は決して帰宅させてはならない　糖尿病TIPS㉔

　救急外来に低血糖症患者が来院した際，SU薬の内服歴がある場合は，ブドウ糖投与により意識が回復しても，決して帰宅させてはなりません．遷延性低血糖により，帰宅後に再度低血糖を来す危険性が高いからです（夜間の場合，家族が気づかず死に至ることがある）．SU薬による遷延性低血糖症は原則入院であることを覚えておきましょう．

5 具体的な低血糖症状

　ここまでお読みいただければ，"医原性低血糖"がいかに恐ろしいものであるか，ご理解いただけたことと思います．これは筆者の私見ですが，糖尿病に対する一般内科医と専門医の違いは「**低血糖への配慮**」の有無にあります．糖尿病専門医は病棟や外来での診療を通じて，SU薬による恐ろしい遷延性低血糖や，インスリンの過剰投与による重症低血糖を何度となく経験しています．ですから「低血糖に対する恐れ」が体に刻み込まれているのです．しかし，一般内科医はそれほどまでの治療経験がないので，恐れがありません．また，低血糖に関する系統だった教育も受けていません．このため，今現在も全国で医原性低血糖が多発し，その多くが見逃されているのです．

もちろん，糖尿病専門医といえども低血糖を完全に回避できる訳ではありません．しかし，正しい知識を持ち合わせていれば，かなりの低血糖は防ぐことができます．

そのための第一歩が，**具体的な低血糖症状を"患者さんの目に浮かぶように"説明できる**ことなのです．糖尿病治療がはじまるまで，ほとんどの患者さんは低血糖を体験したことがありません．ですから，治療開始後に低血糖が起きても「これは低血糖だ！」と自分で認知することができないのです．このため，**糖尿病治療開始時には，患者さん（認知症がある場合は家族）に対してあらかじめ低血糖症を丁寧に説明しておくこと**が重要になります．

糖尿病外来では高血糖よりも低血糖が大切　　糖尿病TIPS㉕

私達は日頃の臨床の中で，高血糖やHbA1cの上昇ばかりに目をとられていますが，その裏ではかなりの頻度で医原性低血糖が起きています．災害対策では「震災が起きる」と予見しない限り行動は生まれませんが，低血糖対策もさしく同じ．まずは「患者さんの体で低血糖が起きる」と予見することが大切です．この前提に立ったうえで，次に述べる低血糖症状の捉え方を活用すれば，驚くほど多くの"隠れ低血糖"が見えてくることでしょう．

それでは，具体的な低血糖症状をみてみましょう．低血糖症状は，危機的状況に対する神経系の反応であり，大きく3つの段階を経ます．

1）第一段階：副交感神経刺激症状

第一段階の副交感神経刺激症状は，猛烈な空腹感とお腹の鳴動が特徴です．幼少時代，散々遊び回りお腹がペコペコで家に帰った経験は誰しもあると思いますが，あの「**お腹が空きすぎてグーグー鳴る**」感じが副交感神経刺激症状です．具体的な血糖値は個人差がありますが，**80 mg/dL前後**で現れ始めます．

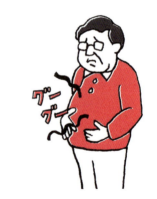

2）第二段階：交感神経刺激症状

第二段階は血糖値が**70 mg/dL前後**で出現する交感神経刺激症状です．次のような症状を通して，体が生命の危機を訴えます．別名，**"警告信号"** ともよばれます．
- **冷汗**（手や顔が汗ばむ）
- **振戦**（手や声の震え，重症時はガタガタと全身が震える）
- **顔面蒼白・冷感**（血管収縮）
- **動悸**

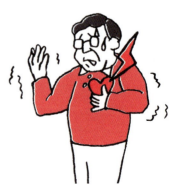

自分の経験を通して低血糖を伝える　　糖尿病 TIPS ㉖

初めてのカンファレンスや学会で，人前に立った時の感覚を思い出してください．手はじっとりと汗ばみ，声は震え，顔は真っ青，手足の先も冷たくなり，心臓はバクバクしてくる……これが交感神経刺激症状です．

患者さんの多くは低血糖を経験したことがありません．自分の実体験を踏まえて，低血糖の症状を具体的に伝えられるようになりましょう．

3) 第三段階：中枢神経症状

第三段階は血糖値が **60 mg/dL 未満** になってくると出現する中枢神経症状です．脳は最大のブドウ糖消費臓器なので，血糖値が低下するとさまざまな症状が現れます．これも個人差があり，交感神経刺激症状ほど典型的なものはありませんが，重要なものは次のとおりです．

- あくび
- 傾眠
- 異常行動（易怒性，徘徊）
- 痙攣
- 昏睡（いびき）

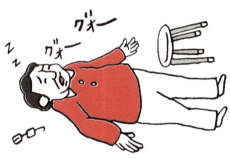

糖尿病の患者さんが急に"あくび"をし始めたら，それは低血糖症状かもしれません．特に重要なものは，高齢者でよく観察される異常行動です．普段は温厚な人が急に怒り出す**易怒性**や，**徘徊**などは認知症と間違われることが多く，発見と対処が遅れてしまいがちです．

中枢神経症状を放置すると昏睡状態に陥りますので，早期発見が重要なのですが，そのためにはこれら三段階の低血糖症状を系統立てて把握しておかなければなりません．

6 無自覚性低血糖の怖さ

糖尿病罹病期間の長い患者や神経障害が進行している患者，インスリン治療により何度も低血糖を頻発している患者の中には，**交感神経刺激による警告症状が消失してしまう症例が多々見受けられます**．これを"**無自覚性低血糖**"とよび，糖尿病専門医は最も恐れています．

普通であれば重症低血糖を起こせば，交感神経刺激症状で本人もしくは周囲が気づくことができるのですが，無自覚性低血糖の患者は，警告信号を発することなくいきなり昏睡

第 I 編　復習しよう糖尿病の基礎知識

状態に陥ってしまいます（特に**高齢者や1型糖尿病の患者に多い**）．緊急時対策としては，グルカゴン（血糖値を上昇させる最強のホルモン）などを用いた**低血糖対処の方法を本人ではなく家族に指導する**ことが大切です．本人に指導しても，意識レベルが低下すると自分では対応できないからです．

7 シックデー

　症状とは異なりますが，糖尿病患者の重要な状況の1つに"シックデー（sickday）"があります．文字どおりに解釈すると"病気の日"となりますが，正しくは"**糖尿病患者が体調不良で食事がとれない日**"を指します．

　ほとんどの糖尿病患者は内服薬やインスリン皮下注射を行っているので，**食事がとれない状態で日頃と同じ量の薬を使用すると，低血糖をきたしてしまうのです**．このため，シックデーの際は，薬やインスリンの投与量を減量しなければなりません．患者さんの多くは真面目にいつもと同じように内服・皮下注射を行い，低血糖を起こしてしまうことがあるため，日頃からの指導が重要です．

　シックデーの原因としては，インフルエンザ，肺炎，腎盂腎炎，胃腸炎，嘔吐症などさまざまですが，歯科治療における抜歯やインプラント埋入，義歯（入れ歯）不適合などもその一因になります．

8 低血糖への対処方法

　内服・インスリン治療中の糖尿病患者が**低血糖を起こした時の基本対応は，"ブドウ糖投与"**になります．ジュースや甘いお菓子などでもよいのですが，**患者がαグルコシダーゼ阻害薬を内服している場合，二糖類は腸管で分解されないため，血糖値はいつまでたっても上がってきません**[注1]．このため，外来には必ずブドウ糖を常備しておきましょう．

　最近はブドウ糖キャンディーも市販されていますが，**専用のブドウ糖タブレットやブドウ糖ゼリーも販売されています**（図1-26）．意識がない場合は，ゼリーを歯肉や口腔粘膜に擦り込むことで意識回復を図ります．重症の場合は，50％ブドウ糖液20 mLを静脈注射し，意識が戻るまでこれを繰り返します．

注1：ショ糖や乳糖などの二糖類は，小腸のαグルコシダーゼとよばれる酵素により単糖類へと分解され，吸収されます．αグルコシダーゼ阻害薬を内服していると，この分解が抑制されるために，ジュースやお菓子を摂取しても**血糖値が上がらないのです**．

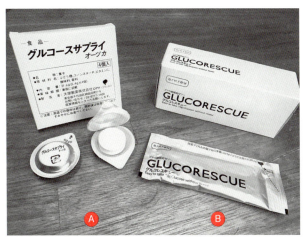

図 1-26　ブドウ糖タブレット（グルコースサプライ／大塚製薬）（A）とブドウ糖ゼリー（グルコレスキュー／アークレイ）（B）

参考文献

1) 日本糖尿病学会，糖尿病治療ガイド 2010. 文光堂，東京，2010.
2) 日本糖尿病学会，糖尿病治療ガイド 2012-2013 血糖コントロール目標改訂版. 文光堂，東京，2013.
3) Action to Control Cardiovascular Risk in Diabetes Study Group et al., Effects of intensive glucose lowering in type 2 diabetes, N Engl J Med, 358（24）：2545, 2008.
4) Currie CJ et al., Survival as a function of HbA1c in people with type 2 diabetes：a retrospective cohort study, Lancet, 375：481, 2010.
5) 池口絵理ら，薬物治療中に低血糖をきたし緊急入院となった 2 型糖尿病患者についての検討. 糖尿病, 57（4）：235, 2014.

第 II 編

糖尿病療養指導士が知っておくべき歯科の知識

第1章 8020データバンク調査が明らかにした80歳の口腔状況

　糖尿病外来における栄養指導では，患者の咀嚼能力を把握することが大切になってきます．十分な咀嚼ができない患者は，食事内容が麺類や果物などの"軟食"に偏ってしまうからです．そして，この咀嚼能力は残っている歯の数（残存歯数）や咬み合わせ（咬合）の状態に大きく依存しています．

　医師や管理栄養士は健常な口腔機能を大前提として，栄養指導を行いがちですが，実は日本人高齢者の多くは驚くほどの数の歯を失っているのです．その実態を正しく理解しておくことが，有効な栄養指導につながります．

1　永久歯の歯列と咬合支持域

　まず最初に，医療従事者にとっては馴染みの薄い「歯列と咬合」について基礎知識を学んでおきましょう．

　永久歯は第三大臼歯（智歯，親知らず）まで含めると全部で「32本」，第三大臼歯を除けば「28本」あります（図2-1）．咀嚼能力は，1本の独立した歯では実現することができず，上下の歯並び（歯列）によってもたらされます．

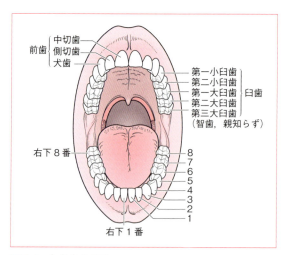

図2-1　永久歯の歯列
中切歯から第三大臼歯に向かい，1～8の番号が振られており，"右下1番"，"右下8番"などと呼称される．

1955年，ドイツ人のアイヒナー（Eichner）は咀嚼にかかわる咬み合わせ（咬合）の観点から，残存している歯列の分類法を提唱しました（アイヒナー分類）[1]．歯は上下の相対する歯が接触（対合接触）することにより，咬合力を生み出します．アイヒナーは，数ある咬合の中でも，第一・第二小臼歯4本の対合と，第一・第二大臼歯4本の対合により生まれる咬合を重要視し，前者を**小臼歯咬合支持域**，後者を**大臼歯咬合支持域**としています（図2-2）．

合計4か所の咬合支持域の状態に基づき，「4つの咬合支持域をすべて有するグループA」，「一部の咬合支持域に欠損を認めるグループB」，「すべての咬合支持域を失ったグループC」の3つに大分類し，それぞれはさらに細分化され，アイヒナー指数が決定されます（図2-3）．

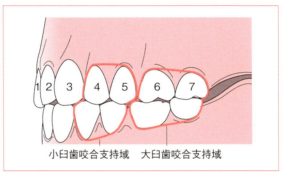

図2-2 アイヒナー分類における4か所の咬合支持域
左右の小臼歯咬合支持域および大臼歯咬合支持域から構成される．

	グループA	グループB	グループC
咬合支持域	4	0〜3	0
咬合接触	あり/なし	あり/なし	なし
	A-1 欠損歯なし 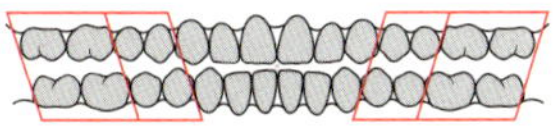	B-1 咬合支持域3つ 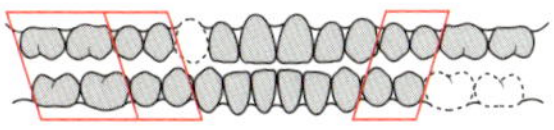	C-1 上下顎に残存歯が存在 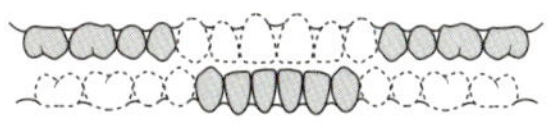
	A-2 片顎に欠損歯あり 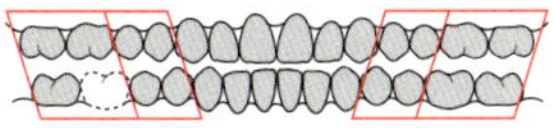	B-2 咬合支持域2つ 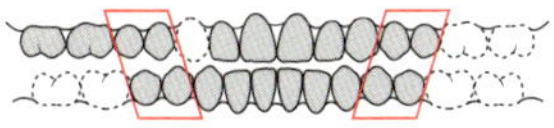	C-2 片顎が無歯顎 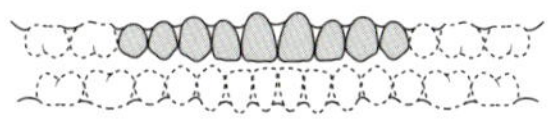
	A-3 上下顎に欠損歯あり 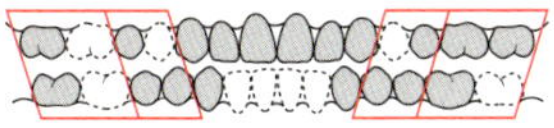	B-3 咬合支持域1つ 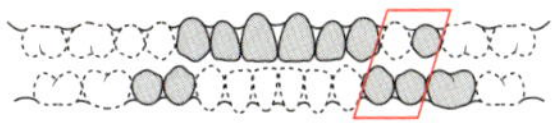	C-3 上下顎が無歯顎 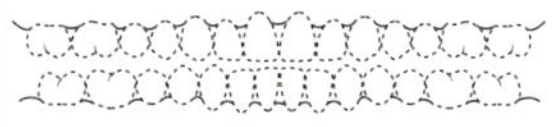
		B-4 前歯の咬合接触のみ 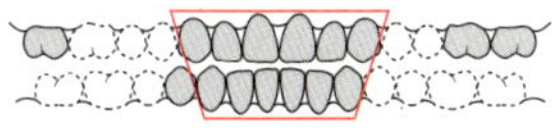	

図2-3 アイヒナー分類

第II編 糖尿病療養指導士が知っておくべき歯科の知識

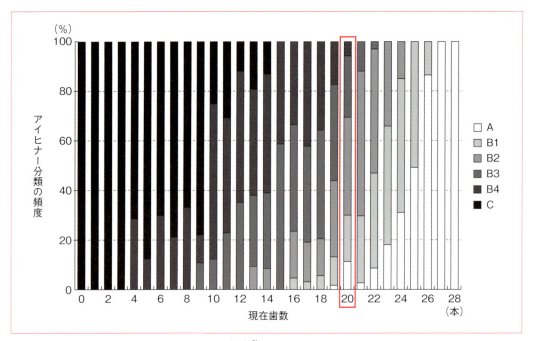

図 2-4　現在歯数別にみたアイヒナー分類の出現頻度[2]
20本の歯が残っていたとしても，咬合支持域の数は4つからゼロまでと幅広い点に注意．

　グループAは，欠損歯の有無により，A1，A2，A3にわかれます．グループBは，失った咬合支持域の数に基づきB1，B2，B3とし，すべての咬合支持域は失っているが前歯の咬合接触は保持されている場合をB4としています．グループCは，すべての咬合支持域と咬合接触を失った状態であり，残存歯の状態に応じてC1，C2，C3にわかれます．
　Yoshinoらは，60歳の日本人1,549名の現在歯数とアイヒナー分類の関係を解析していますが，その結果は大変興味深いものになっています[2]（図 2-4）．
　現在歯数20本のデータに着目すると，4つの咬合支持域を有するグループA，1～4か所の咬合支持域を失ったグループBすべて（B1～B4）が出現していることがわかります．60歳で20本の歯を持っていたとしても，4つの咬合支持域を保持している人はわずか1割であり，7割の人はすでに2つ以上の咬合支持域を失っているのです．後でも述べるように，咀嚼機能により強く影響する因子は，歯の数よりも咬合状態ですから，これからの糖尿病療養指導ではこの点に注意を払う必要があるでしょう．
　それでは，以上の基礎知識をもとに，日本で実施された疫学調査の結果を紐解いていきましょう．

2 8020データバンク調査

　長寿社会において，高齢者は加齢とともに喪失する歯（喪失歯数）が増え，残された歯（残存歯数）は減っていきます．

　昭和62年の歯科疾患実態調査によれば，歯数の平均は，70〜74歳で7.8本，75〜79歳で5.5本，80歳以上はわずかに4.0本でした．

　このような状況から，平成元（1989）年，厚生省（現・厚生労働省）と日本歯科医師会は**「80歳になっても20本以上自分の歯を保とう」**という**「8020（ハチマルニイマル）運動」を提唱**しました．当時の厚生省は咀嚼能力の観点から，下記のように20本の歯を残すべきと考えたのです[3]．

> 「残存歯数が約20本あれば食品の咀嚼が容易であるとされており，例えば日本人の平均寿命である80歳で20本の歯を残すという，いわゆる8020運動を目標の1つとして設定するのが適切ではないかと考えられる．」

　しかしながら，8020運動の根拠となった歯科疾患実態調査における80歳の調査対象者はわずか37名であったため，平成9（1997）年から厚生科学研究費を活用した，より大規模で偏りの少ない全国的な「8020データバンク調査」が実施されることになりました[4]．

　調査は，**対象地域内に住民票がある80歳（大正6年生まれのみ）全員**を対象とした**"悉皆(しっかい)調査"**であり，来場可能者は会場での健康診査，寝たきり・入院・入所者は訪問健康診査が実施されることになりました．調査対象地域は，日本の気候風土を考慮した結果，東西南北に区分し，大学歯学部，内科健康診査機関，歯科医師会，市町村，県（保健所）などの協力が得られる地域から候補が選ばれています．

3 岩手県から始まった8020データバンク調査

　1997年，まず最初に諸条件において最適であった岩手県が選定されました[5]．県内全域を対象とすると，膨大な経費が必要になるため，盛岡保健所管内11市町村のうち，協力が得られた9市町村（図2-5）に在住する，80歳944人が対象とされました．

　9市町村は，大きく①盛岡市，②盛岡市近郊，③山間部の3地域に分けられ，全体の受診率は86.1%（70.3〜94.1），平均残存歯数は4.6本，8020達成率は6.5%，残存歯が1本も存在しない無歯顎者率は57.1%でした（表2-1）．

　表2-1をみると，山間部の地域において「残存歯数が少なく，無歯顎者率が高い」傾向があることがわかります．なかでも，**町の四方を山に囲まれた葛巻(くずまきまち)町は無歯顎者率が88.6%にも達しており，80歳の町民のうち，実に9割がすべての歯を失っている**ことが明らかになったのです．

第II編 糖尿病療養指導士が知っておくべき歯科の知識

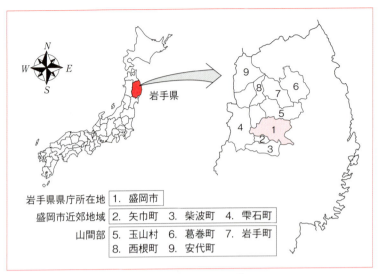

図 2-5 岩手県の8020データバンク調査対象地域[5]

表 2-1 岩手県9市町村に在住する80歳の口腔状況 (文献5より作成)

	対象者数（人）	受診率（％）	平均残存歯数（本）	8020達成者率（％）	無歯顎者率（％）
1. 盛岡市青山地区	101	70.3	8.0	15.5	44.8
2. 矢巾町	98	90.8	5.5	1.4	47.9
3. 紫波町	170	94.1	5.6	7.3	44.7
4. 雫石町	115	82.6	6.2	11.5	52.6
5. 玉山村	83	91.6	4.6	8.9	55.4
6. 葛巻町	84	92.8	1.0	1.4	88.6
7. 岩手町	104	81.7	2.9	5.4	68.9
8. 西根町	117	78.6	4.1	2.7	52.0
9. 安代町	72	93.0	3.5	5.1	67.8
全体	944	86.1	4.6	6.5	57.1

（5〜9は山間部）

4 岩手県・福岡県・愛知県における8020データバンク調査

　岩手県での調査結果を踏まえ，続いて福岡県（9市区町村），愛知県（5市町）の順で8020データバンク調査が実施されました．全調査対象者数は2,755人，うち健診受診者数は1,962人（検診会場1,650人，訪問312人）であり，3県全体の受診率は71.2%でした．

　現在歯数の平均は6本，8020達成者率は10%，無歯顎者率は46%でしたが，度数分布表でみると，**異様なまでに無歯顎者が突出した分布**であることがわかります（図2-6）．

　加えて，**現在歯数を3県の全23市区町村別で比較すると，9倍もの市区町村間格差が存在**することが明らかになりました（図2-7）．

　この市区町村格差の背景には，地域の歯科医師数が関係している可能性が考えられたた

め，歯科医師密度（人口10万人あたり歯科医師数）別の解析が行われました（図2-8）．

歯科医師密度のデータは，調査年度と同時期ではなく，対象者（1997〜1998年で80歳）がまだ若い頃のデータを用いることが妥当と考えられたため，当時入手できた最古のデータ（1971〜1972年度の歯科医師密度）が使われています．

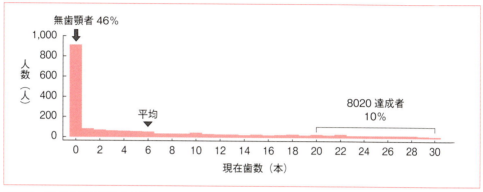

図2-6　80歳の現在歯数分布[6]

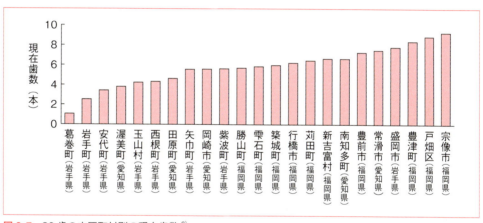

図2-7　80歳の市区町村別の現在歯数[6]

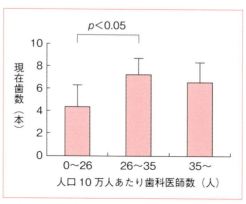

図2-8　歯科医師密度（1971〜1972年度）別にみた市区町村の現在歯数[6]

第 II 編 糖尿病療養指導士が知っておくべき歯科の知識

歯科医師密度が最も低い群は，他の 2 群に比べ現在歯数は少ない傾向を示し，多重比較（Bonferroni）においても，歯科医師密度が最も低い群（0～26）と，中位（26～35）の群間で有意差が認められました（$p<0.05$）．

この結果から，歯科医師が非常に少ない地域においては，**いざというときに歯科治療を受けられないため，本来は保存可能な歯であっても，積極的に抜歯する治療風土があった**のではないかと考察されています．

5 咀嚼能力の評価

8020 データバンク調査では，「15 品目の食品をすべてかめるかどうか」で，咀嚼能力を評価しています（図 2-9）[7]．食品のリストは，総義歯評価のために作成された"山本式咬度表（山本式総義歯咀嚼能率判定表）"（p.111 参照）[8] から，選ばれました．

15 食品が，硬いものから軟らかいものの順に並んでおり，1 番ピーナッツ，2 番古たくあん，3 番堅焼きせんべいにはじまり，最後は 13 番ごはん，14 番まぐろの刺身，15 番うなぎ蒲焼きで終わります．

図 2-10 は，15 食品別にみた咀嚼能力です．ごはんはほぼ全員（99%）がかめますが，

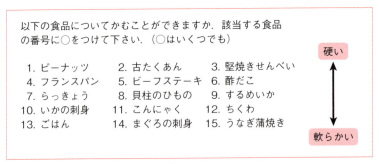

図 2-9　咀嚼能力の評価アンケート[7]

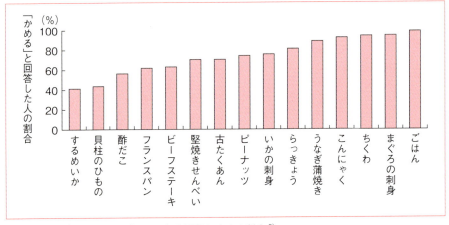

図 2-10　15 食品別にみた「かめる」と回答した人の割合[9]

いかの刺身ですでに2割がかめなくなり，貝柱のひものやするめいかがかめる人は，それぞれ44%，42%に留まっていることがわかります．**全食品が咀嚼できた者の割合はわずか24%**（男性29%，女性20%）でした[9]．

6 口腔状態と咀嚼能力・全身状態の関係

「全食品が咀嚼できたかどうか」を目的変数とし，現在歯数もしくはアイヒナー指数を説明変数としてロジスティック回帰分析を行ったところ，興味深い結果が明らかになっています（図2-11）[9]．

まず，現在歯数でみますと，咀嚼できる割合が有意に増加するのは20本以上の集団であり，そのオッズ比は4.3倍でした．これに対して，アイヒナー指数はグループCからAに進むにつれオッズ比は有意に上昇し，欠損歯のないA1では無歯顎に対して12.7倍も増加していたのです．この事実は，**現在歯数よりも咬合支持域の状態のほうが，より鋭敏な咀嚼能力の指標**である可能性を示唆しています．

最後に，咀嚼能力と全身状態の解析結果について，一部をご紹介します．8020データバンク調査では，さまざまな体力測定が行われていますが，開眼片足立ち[注1]と咀嚼能力の間に有意な関連が認められています（図2-12）．

80歳女性以外の集団すべてにおいて，全食品を咀嚼できる群の成功率が，咀嚼できない群に比べて有意に勝っていました．咀嚼能力は，体幹のバランス維持に関与していることから，残存歯や咬合支持域をできるだけ多く保つことが，高齢者の転倒防止につながるものと考えられます（図2-13）．

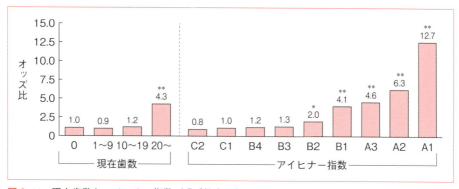

図2-11　現在歯数とアイヒナー指数が咀嚼能力に与える影響（文献9より改変）
目的変数を「全15食品を咀嚼できる＝1，咀嚼できない食品がある＝0」としたロジスティック回帰分析（対象 80歳 2,415人），基準値は残存歯数ゼロの無歯顎者，他の説明変数は性，健診場所，定期的運動，口腔内不快感，唾液分泌，補綴必要度．＊ $p<0.01$，＊＊ $p<0.001$

注1：一般的な体力測定では，閉眼時の片足立ちが用いられますが，8020データバンク調査では転倒の危険性を考慮し，開眼状態で実施されました．

第II編 糖尿病療養指導士が知っておくべき歯科の知識

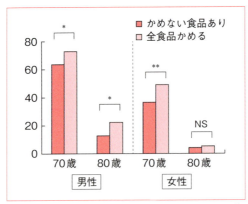

図 2-12 咀嚼能力別にみた開眼片足立ちの成功率[9]
開眼状態で 40 秒以上片足立ちを持続できた時に成功と判定．70 歳の対象者は新潟県で実施された比較調査のデータ（600 人）．* $p<0.05$，** $p<0.001$

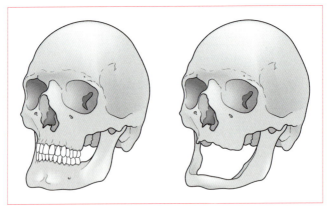

図 2-13 28 歯（左）と無歯顎（右）の頭蓋骨
支えるべき歯を失った顎骨はこのように痩せ細り，体幹のバランスにも関与する．

参考文献

1) Eichner K, Über eine gruppeneinteilung der lückengebisse für der prothetik, Dtsch Zahnarztl Z, 10：1831, 1955.
2) Yoshino K et al., Relationship between Eichner Index and number of present teeth, Bull Tokyo Dent Coll, 53（1）：37, 2012.
3) 厚生省，成人歯科保健対策検討会中間報告．1989.
4) 小林修平編，森本基，8020 者データバンクの構築について—8020 者のデータバンクの構築について—．口腔保健協会，東京，2000.
5) 小林修平編，米満正美，岩手県 8020 データバンク構築事業，—8020 者のデータバンクの構築について—．口腔保健協会，東京，2000.
6) 小林修平編，安藤雄一，高齢者の健康調査における口腔状態の評価 総括報告，—8020 者のデータバンクの構築について—．口腔保健協会，東京，2000.
7) 小林修平編，杉政孝ら，8020 データバンクアンケート項目—8020 者のデータバンクの構築について—．口腔保健協会，東京，2000.
8) 山本為之，総義歯臼歯部人工歯の配列について（その 2）～特に反対咬合について～．補綴臨床，5（3）：395, 1972.
9) 小林修平編，花田信弘ら，高齢者の健康調査における全身状態の評価と口腔健康状態との関連 総括報告，—8020 者のデータバンクの構築について—．口腔保健協会，東京，2000.

第2章 歯科疾患実態調査から明らかになる日本人の口腔の問題点

第1章では80歳のみを対象とした8020データバンク調査の結果を紹介しましたが，ほかの世代の口腔状況はどうなっているのでしょうか？この事実を把握するためには，厚生労働省が実施している「歯科疾患実態調査」を参照しなければなりません．

しかし…「歯科疾患実態調査」には，大きな問題が隠されているのです．その問題を踏まえたうえで，日本人成人の口腔状況と歯科医療の現実を俯瞰してみましょう．

1 国民健康・栄養調査と歯科疾患実態調査の限界

厚生労働省は毎年度，「国民健康・栄養調査」[1]を実施し，その結果を発表しています．「歯科疾患実態調査」[2]は，平成23年度から5年毎に実施されていますが，その調査対象は「国民健康・栄養調査」対象者の一部とされています．

まず，「平成28年国民健康・栄養調査」の調査方法からみてみましょう（表2-2左）[3]．国勢調査の一般調査区から，1道府県あたり10地区を層化無作為抽出し（人口規模が大きい東京都のみ15地区），全国から計475地区を抽出します(注1)．

調査対象世帯数は総計24,187世帯であり，この中で実際に調査が実施された世帯数は10,745世帯でした（世帯実施率44.4%）．実施世帯において，問診票による身体状況の調査数は26,354人であったのに対し，血液検査の調査数は11,391人でした．これらの結果から，**血液検査の受診率は全対象者の19%前後**であったことが推察されます(注2)．

次に，平成28年歯科疾患実態調査[5]ですが（表2-2右），こちらの対象地区は「国民健康・栄養調査」の475地区から，さらに150地区に絞り込まれています(注3)．あわせて，調査対象世帯数および調査実施世帯数については記載がなく，被調査者数が6,278人，口

表2-2 「国民健康・栄養調査」と「歯科疾患実態調査」

	平成28年国民健康・栄養調査[3]		平成28年歯科疾患実態調査[5]
層化無作為抽出	475地区	左地区より抽出	150地区
調査対象世帯数	24,187世帯		?
調査実施世帯数	10,745世帯		?
身体状況調査数	26,354人	被調査者数	6,278人
血液検査調査数	11,391人	口腔診査受診者数	3,820人
血液検査実施率*	19.1%	口腔診査実施率*	19.7%

＊平均世帯人員（平成28年 国民生活基礎調査）より推定

腔診査の受診者数が 3,820 人であったことのみが記されています．抽出地区の対象世帯への実施率が，「国民健康・栄養調査」と同程度と仮定し，先程と同様に平均世帯人員から推定すると**口腔診査の受診率は同じく 19% 前後**であったと考えられます．

　一般的に，信頼できる疫学調査を行うためには，受診率 80% 以上が必要とされていますが，2つの厚生労働省調査はいずれも受診率が低いため，標本抽出時に相当のバイアスが発生している可能性が高いのです．

　このバイアスについては，8020 データバンク調査が実施された新潟県における，母集団全員を対象とした質問調査（母集団 6,629 人，質問紙回収率 79.5%）が参考になります[6]．新潟県は，質問紙未回収者に対して，無作為抽出で電話調査を行っています．この結果，質問用紙を提出した集団の現在歯数が 9.9 本であったのに対し，未提出の集団は 4.4 本であることが明らかになりました．すなわち，**調査拒否者の歯の数は協力者の半分以下**だったのです．

　以上を踏まえると，歯科疾患実態調査の結果は見かけ上，真の母集団よりも良好な口腔状態を示していると考えられます．

注1：平成 28 年は，熊本地震や台風など災害の影響を受けた 13 地区が除外されました．
注2：調査対象世帯員数および調査実施世帯員数が公表されていないため，「平成 28 年国民生活基礎調査」[4] で発表されている平均世帯人員（2.47 人）から推定．
注3：絞り込みの方法と根拠については，報告書中で言及されていません．

2 世代別にみた日本人の歯の状況

　それでは，以上の問題を念頭におきながら，「歯科疾患実態調査」から日本人の歯の状況を世代別に検討してみましょう．年齢別の現在歯数データは平成 28 年の「現在歯数の頻度分布，性・年齢階級別（5 歳以上・永久歯）」[5] で明らかになっているため，この結果から年代別の度数分布表を作成してみました（**図 2-14**）．

　30 代では，現在歯数および中央値はともに 28 本であり，全員が 20 歯以上を有し，無歯顎者は存在しません．40 代になると現在歯数と中央値はまだ 28 本ですが，20 歯未満の割合が 1% となります．50 代では現在歯数が 26 本に減少し，20 歯未満の割合は 7% に上昇．60 代では現在歯数がさらに 23 本まで減少し，無歯顎者が 2% と目立ちはじめます．70 代になると，現在歯数は 19 本となり中央値は 22 本，20 歯以上を保持する割合は一気に 60% まで下がり，無歯顎者は 7% に跳ね上がります．**80 歳以上になると，現在歯数 14 本，中央値 14 本，20 歯以上を保持する者はもはや 4 割弱となり，無歯顎者も全体の 2 割を占める**に至ります．

　年代別推移の中で，注目すべきは最頻値です（**図 2-14**，赤色バー）．**30 代〜50 代までの最頻値は 28 本ですが，80 代以降の最頻値は 0 本**へと一気に変化しています．この度数分布表を見れば，日本人の歯が 50 代以降に「雪崩のように抜けていく」様子は明らかです．

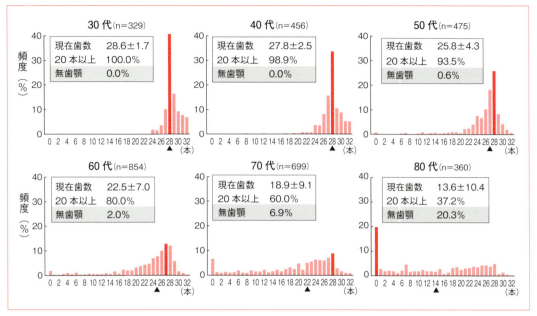

図 2-14　年代別にみた現在歯数の度数分布表（文献 5 より作成）
　上段：現在歯数の平均値 ± 標準偏差，中段：20 本以上を有する者の割合，下段：無歯顎者の割合，▲は中央値を指す．赤色バーは最頻値を示す．

「現在歯数」や 8020 運動が目指す「20 本以上の割合」という指標では，無歯顎者や少数歯者の存在は全く見えてこない点に注意しましょう．

3　日本人が永久歯を喪失する原因

　それでは，日本人はなぜ 50 代以降になると急速に歯を喪失してしまうのでしょうか？ 8020 推進財団が実施した調査によると，抜歯の最大の原因は歯周病であり（41.8％），次にう蝕（32.4％），破折（11.4％）[注1]と続きます（図 2-15）[8]．

注1：破折：歯が折れたり割れたりすることで，歯冠破折と歯根破折があります．歯は歯槽骨に植立しており，歯槽窩から突出している部分を歯冠，歯槽窩内の部分を歯根とよびます．外傷性による破折は外力によりますが，う蝕や歯周病などにより歯が脆弱化している場合は咬合でも起こります．

　ちなみに，歯周病が進行すると，歯槽骨の吸収に伴い歯肉の退縮が起こります．この結果，歯肉と歯槽骨に隠れていた歯根部のセメント質・象牙質が口腔内に露出することになり，根面う蝕を引き起こすのです．

　このように，う蝕もまた歯周病と深く関わっていることから，**成人が歯を喪失する最も重要な原因は歯周病**であるといえるでしょう．

第 II 編　糖尿病療養指導士が知っておくべき歯科の知識

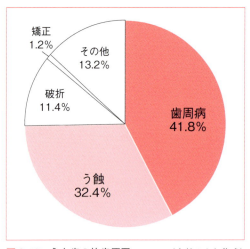

図 2-15　永久歯の抜歯原因　　　（文献 8 より作成）

4　加齢とともに増加する歯周病

　次に，年代別の歯周病罹患状況をみてみます．歯周病を 1 歯単位で診断する際には，組織破壊（歯槽骨吸収）の程度と，炎症の程度に基づいて決定されます．炎症の程度は，具体的には"歯周ポケットの深さ"で判断され，4 mm 未満は軽度歯周炎，4 ～ 6 mm 未満は中等度歯周炎，6 mm 以上は重度歯周炎と診断されます．

　「平成 28 年歯科疾患実態調査」では，年齢階級別に歯周ポケット 4 mm 以上の者と，検査対象歯を喪失している者を合算した割合が報告されています（図 2-16）[5][注1]．ただし，図 2-16 のデータには歯肉炎が含まれていないため[注2]，実際の歯周病罹患率はこの結果を大きく上回ることでしょう．

注 1：合算の理由は，前述したように歯を喪失する最大の原因が歯周病であるためです．
注 2：歯周病は歯肉病変と歯周炎に大別されます．

　日本人の歯周病罹患率は加齢とともに増えていますが，年次推移でみますと 1999 年〜 2016 年の間に，全世代で歯周病罹患率が増加している傾向があります（特に 75 歳以上で顕著）．8020 運動により残っている歯は増えたものの，その中身は歯周病に罹患した歯が多数を占めている可能性が高いのです．

5　経済的困窮が歯科受診を阻む

　なぜ日本人は 50 代を過ぎると歯周病罹患率が 5 割を超え，70 代に入ると一気に無歯顎者が増えるのでしょうか？　その理由の一端は，厚生労働省が実施している「患者調査」の結果[9] から垣間見ることができます（図 2-17）．

　一般診療所においては，年代が進むにつれ受療率が大きく伸びていますが，歯科診療所

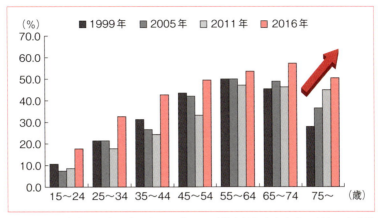

図 2-16　中等度以上歯周炎を有する者および検査対象歯喪失者の割合の年次推移
（文献5より作成）

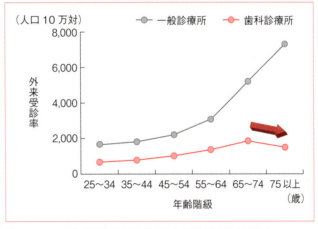

図 2-17　一般診療所と歯科診療所の年齢階級別外来受療率
（文献9より作成）

ではそこまで大きな増加傾向はありません．しかも，**歯科診療所の外来受療率は65〜74歳をピークにして下がっている**のです．

　高齢者の歯科受診回避の原因について推測するためには，総務省が実施している「家計調査」[10]が参考になります（図 2-18）．

　年間収入の減少に伴い，総世帯の診療費支出は医科歯科ともに明らかに低下しています．年収727万円以上と年収238万円未満の世帯群で比較しますと，医科診療費は62%（37,916円→23,696円）に留まっているのに対して，<u>**歯科診療費は25%（27,088円→6,873円），実に1/4にまで低下している**</u>ことがわかります．

　以上のデータから，「**収入が減ってくると節約のために歯科受診を控える**」，日本人高齢者の姿が浮かび上がってきます．医療従事者は，このような社会背景と口腔状況を理解し，外来では歯科定期受診を積極的に勧める必要があるでしょう．

第 II 編 糖尿病療養指導士が知っておくべき歯科の知識

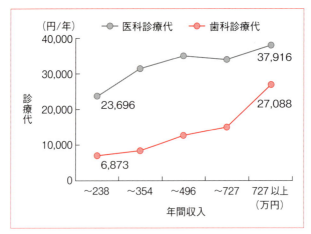

図 2-18　年間収入別にみた診療費の支出状況（文献 10 より作成）

参考文献

1) 厚生労働省，国民健康・栄養調査．http://www.mhlw.go.jp/bunya/kenkou/kenkou_eiyou_chousa.html
2) 厚生労働省，歯科疾患実態調査．http://www.mhlw.go.jp/toukei/list/62-17.html
3) 厚生労働省，平成 28 年 国民健康・栄養調査．2017．
4) 厚生労働省，平成 28 年 国民生活基礎調査．2017．
5) 厚生労働省，平成 28 年 歯科疾患実態調査．2017．
6) 小林修平編，宮﨑秀夫，高齢者の健康調査における口腔状態の評価 – 新潟調査 –，8020 者のデータバンクの構築について．口腔保健協会，東京，2000．
7) 厚生労働省，平成 23 年 歯科疾患実態調査．2012．
8) 8020 推進財団，永久歯の抜歯原因調査報告書．2005．
9) 政府統計の総合窓口 (e-Stat)，平成 26 年患者調査 (報告書非掲載 第 126 表)．
10) 政府統計の総合窓口 (e-Stat)，平成 27 年家計調査 (家計収支編・総世帯・詳細結果表 10)．

第3章 日本の歯科医師が自ら明らかにした口腔と全身のかかわり

　ここまで紹介してきた8020データバンク調査（第1章）や歯科疾患実態調査（第2章）は，いずれもある一時点における"横断研究"であるため，原因と結果の因果関係を論じることには限界があります．口腔の状態が全身に及ぼす影響を検討するためには，"前向きコホート研究"が必要になります．ただし，大規模な前向きコホート研究は検診と追跡調査に，膨大な費用と労力を必要とするため，口腔と全身の関連解析を主目的とする前向きコホート研究は，これまで国内外で報告がありませんでした．

　本章では，日本の歯科医師が自らを被験者として実施した，大規模前向きコホート研究の結果をご紹介します．

1 レモネード・スタディの誕生

　「口腔状態が良好であれば寿命が長く，重大な疾病への罹患も少ない」この仮説を検証するために，日本の歯科医師自らが参加する前向き研究，レモネード・スタディ（LEMONADE study：Longituidinal Evaluation of Multi-phasic, Odontological and Nutritional Association in Dentists；歯科医師を対象とした歯と全身の健康，栄養との関連に関する研究）が誕生しました[1,2]．

　死亡や全身疾患の発生頻度は低いため，前向きコホート研究で口腔と全身の因果関係を明らかにするためには，1万人規模の集団を10年近くにわたり追跡調査する必要があります．しかし，地域住民を対象とした場合，口腔診査のために莫大な費用が必要となり，追跡調査も容易ではありません．この点，歯科医師であれば自記式問診票のみで正確な口腔衛生状況を調査できますし，歯科医師会事務局を通して歯科医師共済制度などを利用すれば，研究参加者の死亡や疾病罹患状況を把握することも可能です．

　このような背景から本研究は，全国の都道府県歯科医師会と名古屋大学大学院医学系研究科予防医学講座が中心となり，公益財団法人8020推進財団と厚生労働科学研究班の協力を得て，実施されました．研究は，①アンケート調査による口腔状態や生活習慣などの調査，②死亡・疾患罹患状況の追跡調査，この2段階で行われました．

　最初に，「歯科医師健康白書」アンケート（A4版10ページ）（表2-3）[3]を全国の都道府県歯科医師会に配布し，回収されたアンケート結果からベースライン調査を完了しています．

第II編 糖尿病療養指導士が知っておくべき歯科の知識

表2-3 「歯科医師健康白書」アンケートの内容

- 年齢
- 歯科医師従事歴
- 既往歴
- 家族歴
- 口腔衛生状態（喪失歯数，歯周の状態，口腔関連QOLなど）
- アイヒナー分類に準じた咬合支持域数（31県歯科医師会の11,421名）[4]
- 喫煙・飲酒習慣
- 食習慣（食物摂取頻度調査）
- 運動習慣
- 睡眠週間
- 心理要因など

ベースライン調査は2001年2月に愛知県歯科医師会でスタート．その後2006年7月まで，6年をかけて全国で実施され，最終的な調査参加者は21,272名（有効回答率36.2%）でした[5]．その数は，**当時の日本歯科医師会会員の1/3**に達しています．なお，21,272名の参加者のうち，がんや脳卒中の既往がある者（1,311名），不十分な追跡情報（12名），1年未満の追跡期間（72名），喪失歯数の記載漏れがあった者（102名），計1,497名は除外され，最終的に19,775名が解析対象となりました[2](注1)．

注1：以後提示する調査結果は，解析方法，解析時期などにより，一部分析対象者数が異なる場合があります．

追跡調査は，調査参加歯科医師の書面による同意を得たうえで，歯科医師共済制度などを通じて都道府県歯科医師会に提出される死亡診断書の写しと診断書などを利用して行われました（調査票は整理番号で秘匿化）．2014年6月まで，平均9.6年の追跡期間中に1,086名の死亡（5.5%）が確認されています[6]．

2 ベースライン調査から明らかになった歯科医師の実態

当初の参加登録者，21,720名（性・年齢不詳例を除外，女性は8.0%）の平均年齢と標準偏差は52.3±12.3歳，その年齢階級別分布は45歳前後がピークになっています（図2-19）[3]．

レモネード・スタディでは，口腔の状態だけでなく，食習慣や生活習慣まで詳細なアンケート調査が実施されています．この中に，"歯科医師の口腔清掃習慣"を尋ねた項目があるのですが，その結果は意外なものになっています（図2-20）.

歯科医師であるにもかかわらず，ブラッシング回数"1日1回以下"が13.6%，歯間清掃に至っては"ほとんどしない"が32.7%も占めています．この習慣は10年後に，驚くべき影響を生み出します．

口腔清掃習慣と関連すると思われる，ベースライン調査完了時点でのデータを2つご紹介しましょう．1つは，平均喪失歯数です（図2-21）.

性別，年齢階級別に喪失した歯数の平均を度数分布でみたものですが，年齢を重ねると

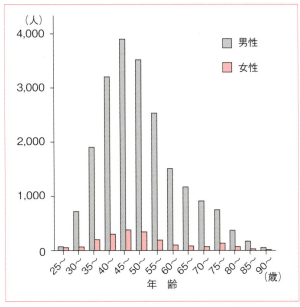

図 2-19　調査対象歯科医師の性・年齢階級別分布 [3]

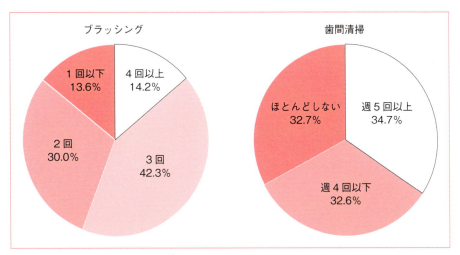

図 2-20　歯科医師の口腔清掃習慣 [7]
（左）1 日のブラッシング回数，（右）1 週間の歯間清掃回数

ともに歯科医師と一般住民との差は縮まり，「**80 歳以上に至っては 19 本もの歯を喪失**」していることが明らかになっています．繰り返しますが，レモネード・スタディは"歯科医師"を対象にした研究調査です．8020 運動を謳い始めた当時の歯科医師自身が実は「**80 マイナス 19**」であったとは……皮肉なものです．筆頭研究者の若井建志教授は，次のように述べています [5]．

第 II 編 糖尿病療養指導士が知っておくべき歯科の知識

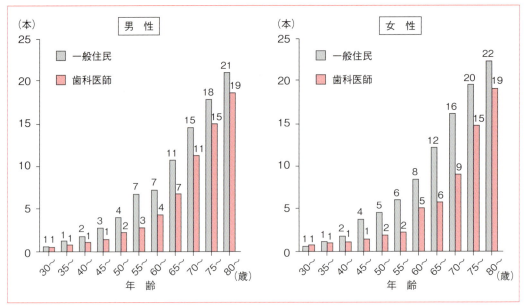

図 2-21 歯科医師の平均喪失歯数 （左）男性，（右）女性 [3]
■：一般住民（平成 11 年歯科疾患実態調査），■：レモネード・スタディに参加した歯科医師

> 研究参加者は一般人工より概して良好な結果でした．ただし喪失歯数などの口腔の状態には一定の個人差があることから，口腔の健康と全身の健康との関係を検討することは十分に可能と考えられました．　　　　　　　　　　　　　　　　　　　　　　　　（原文の通り）

レモネード・スタディでは，調査アンケートの中に"食物摂取頻度調査"が含まれており，ベースラインにおける栄養素摂取量が解析されています（**表 2-4**）[3]．

表 2-4 喪失歯数群別にみた推定栄養摂取量 [3]

栄養素	喪失歯数				Trend p
	0〜4 (n=15,948)	5〜14 (n=2,216)	15〜24 (n=672)	25〜28 (n=716)	
蛋白質（g）↓	73.6	72.4	72.4	71.7	< 0.001
脂質（g）↓	55.5	54.6	54.0	53.7	< 0.001
炭水化物（g）⇧	256.0	257.1	259.5	266.0	< 0.001
カルシウム（mg）↓	603	586	582	565	< 0.001
鉄（mg）↓	10.6	10.3	10.1	10.2	< 0.001
カリウム（mg）↓	2,955	2,939	2,924	2,837	0.008
ビタミン A（IU）↓	2,886	2,806	2,711	2,634	< 0.001
レチノール（μg）	430	431	419	412	0.26
カロテン（μg）↓	2,551	2,406	2,305	2,212	< 0.001
ビタミン C（mg）↓	143	137	133	128	< 0.001
ビタミン E（mg）↓	8.78	8.57	8.41	8.31	< 0.001
食物繊維（g）↓	14.4	14.0	13.6	13.7	< 0.001

n=19,552，1 日あたりの平均値を記載（共分散分析により，性・年齢・喫煙習慣・エネルギー摂取量を調整）

レチノール以外の栄養素は，すべて喪失歯数に応じた増減の傾向を示しています．内訳は，**炭水化物のみ喪失歯数の増加に伴い摂取量が有意に上昇，炭水化物以外は有意に低下**していました．

歯科医師は，喪失歯に対して一般人よりも適切な修復（補綴）治療を受けていると予想されるにもかかわらず，このような関連が認められたことは，**歯を失うことがいかに栄養摂取に悪影響を与えるか**を物語っています．

3 歯の喪失は転倒骨折を招く

それでは，世界で初めて明らかになった，歯科医師の追跡調査結果をみてみましょう．最初は，寝たきりにつながりやすい大腿骨骨折（大腿骨頸部・転子部骨折）と喪失歯数の関係です（図 2-22）[8]．

50歳以上の男性歯科医師9,992名（年齢61.1±9.6歳）を平均6年間追跡したところ，20名の大腿骨骨折が発生．歯を10～19本失うと，大腿骨骨折の危険度は2.3倍に高まり，20本以上失うと5.2倍に達することが明らかになりました．

8020データバンク調査において，かめないものがあるかないかで，開眼片足立ち能力に差が出ていましたが（p.59），**歯を失うことは体幹のバランス維持能力の低下につながり，結果として転倒骨折が増加する**と考えられます．

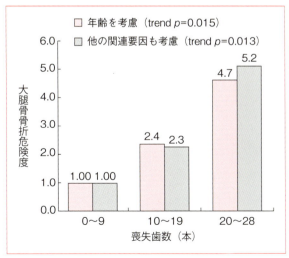

図 2-22　喪失歯数と大腿骨骨折罹患危険度の関係[8]
他の関連要因：アルコール摂取習慣，喫煙習慣，糖尿病の既往，精神的健康度，睡眠薬の使用頻度，摂取エネルギー総量，摂取カルシウム量，身長，体重，激しい運動の有無．

第II編 糖尿病療養指導士が知っておくべき歯科の知識

4 歯の喪失は命をも奪う

続いて，喪失歯数と死亡危険度の関係です（図 2-23）[9]（注1）．

注1：本解析は，対象者 21,053 名，平均追跡期間 7.9 年，追跡期間中死亡者 1,085 名．

喪失歯数と総死亡危険度の関係を，5 本毎の階級別で比較したところ，喪失歯数の増加と共に有意に死亡リスクが上昇していました．**10 本以上歯を失うと，わずか 8 年の間に死亡リスクは 3 割から 5 割も高まる**のです．

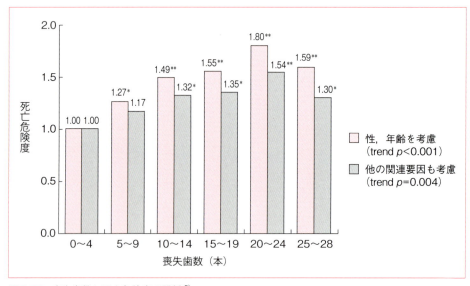

図 2-23 喪失歯数と死亡危険度の関係[8]
他の関連要因：アルコール摂取習慣，喫煙習慣，肥満度，糖尿病の既往，高脂血症の既往，高血圧症の既往，精神的健康度，睡眠時間，激しい運動の有無．
*$p<0.05$，**$p<0.01$

5 咬み合わせも命にかかわる

第 1 章で登場したアイヒナー分類に基づく，咬合支持域数（残された咬み合わせ，p.53）と死亡危険度の関係についても解析されています（図 2-24）[10]．
4 つすべての咬み合わせが残っている集団に比べると，**咬み合わせ数が減るにつれて死亡リスクが上昇する傾向**が認められています．咬み合わせは，栄養摂取や転倒だけではなく，命にもかかわるのです．

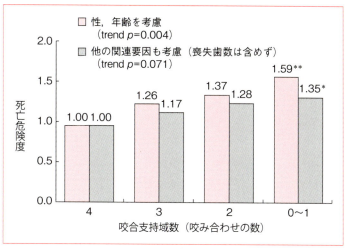

図 2-24 咬合支持域数と死亡危険度の関係[10]
他の関連要因：アルコール摂取習慣，喫煙習慣，肥満度，糖尿病の既往，高脂血症の既往，高血圧症の既往，精神的健康度，睡眠時間，激しい運動の有無．
*$p<0.1$，**$p<0.01$

6 肺炎死亡も歯の喪失から

レモネード・スタディでは，肺炎による死亡に注目した解析もなされています（図 2-25）[11]（注1）．

この結果，**10 本以上歯を失うと，10 年の間に肺炎死亡リスクが 2 倍以上に高まる**ことが，明らかになりました．特に**喪失歯 10 ～ 19 本では 2.7 倍**にも達しており，恐ろしいまでのリスク上昇を引き起こしています．

注 1：本解析は，対象者 19,775 名，平均追跡期間 9.5 年，追跡期間中肺炎死亡者 68 名．

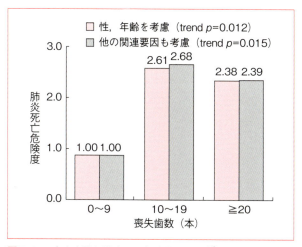

図 2-25 喪失歯数と肺炎死亡危険度の関係[11]
他の関連要因：喫煙習慣，肥満度，糖尿病の既往，激しい運動の有無．

第 II 編　糖尿病療養指導士が知っておくべき歯科の知識

7　歯磨きを怠ると口腔・咽頭・食道がんを招く

　次は，喪失歯数や歯磨き回数と口腔・咽頭・食道がんの発生リスクとの関連を調べた解析結果です（図2-26，27）．

　まず，喪失歯数と口腔・咽頭・食道がんの関係ですが，両者の間に有意な関連は認められませんでした．

　一方，1日の歯磨き回数と口腔・咽頭・食道がんの発生リスクの間には，明らかな関連が認められています．**1日2回歯磨きを行う集団のリスクを基準値1.0に設定すると，歯磨き1日1回以下の集団では2.5倍のがんリスク上昇がみられたのです．**

　歯磨き回数が，口腔がんだけではなく，咽頭・食道がんにも影響を与えるというのは，大変興味深い結果です．

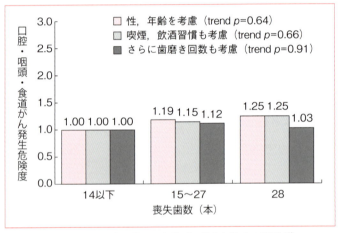

図 2-26　喪失歯数と口腔・咽頭・食道がん発生危険度の関係 [12]

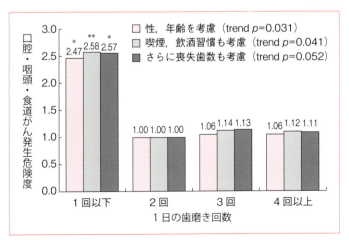

図 2-27　歯磨き回数と口腔・咽頭・食道がん発生危険度の関係 [12]
　*$p<0.05$，**$p<0.01$

8 歯間清掃が長生きを決める

　最後に，「歯磨きと歯間清掃のどちらが命にかかわるのか？」を明らかにした解析結果をご紹介しましょう．

　はじめは，1日の歯磨き回数と死亡リスクの関連です（図2-28)[13]．1日4回以上歯磨きをしても，1日1回以下しか歯を磨かなくても，死亡リスクとの間に有意な関連は認められませんでした．

　これに対して，歯間清掃回数と死亡リスクとの間には有意な関連が認められています（図2-29）．"歯間清掃をほとんどしていない"集団のリスクを基準値1.0に設定すると，

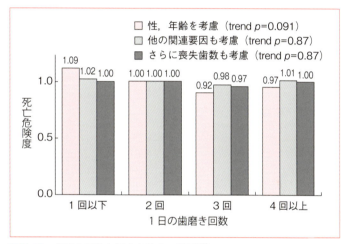

図2-28　歯磨き回数と死亡危険度の関係 [13]
他の関連要因：アルコール摂取習慣，喫煙習慣，肥満度，糖尿病の既往，高脂血症の既往，高血圧症の既往，精神的健康度，睡眠時間，激しい運動の有無．

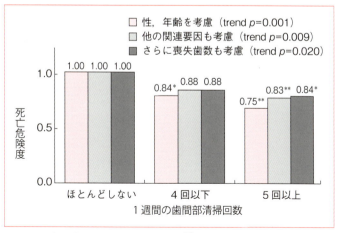

図2-29　歯間清掃と死亡危険度の関係 [13]
他の関連要因：アルコール摂取習慣，喫煙習慣，肥満度，糖尿病の既往，高脂血症の既往，高血圧症の既往，精神的健康度，睡眠時間，激しい運動の有無．
*$p<0.05$，**$p<0.01$

週5回以上歯間清掃を実行している集団の死亡リスクは0.84と，統計学的に有意な低下を示したのです．この関係は，調査開始時点で65歳未満であった参加者でより強く，その死亡リスクは0.74まで低下していたそうです．

すなわち，<u>10年にわたりほぼ毎日歯間清掃をしているだけで，死亡リスクは3割近くも減少</u>するのです．

9 レモネード・スタディに学ぶ

レモネード・スタディは，日本の歯科医師2万人が自らの体を張り，10年もの歳月をかけて，歯と全身，そして命とのかかわりについて明らかにした，世界初の前向きコホート研究です．

レモネード・スタディから学んだことを，日頃の糖尿病療養指導，そして読者のみなさまご自身とご家族の将来のためにも，是非ともお役立てください．

参考文献

1) 若井建志，レモネード通信．創刊号，2005．
2) Wakai K et al., Longitudinal Evaluation of Multi-phasic, Odontological and Nutritional Associations in Dentists (LEMONADE Study): study design and profile of nationwide cohort participants at baseline, J Epidemiol, 19 (2): 72, 2009.
3) 若井建志ら，歯科医師を対象とした歯と全身の健康，栄養との関連に関する研究．公益財団法人8020推進財団会誌「8020」，No.6: 76, 2007．
4) 若井建志，レモネード通信．第10号，2011．
5) 若井建志，レモネード通信．第4号，2008．
6) 若井建志，レモネード通信．第15号，2016．
7) 若井建志ら，歯科医師を対象とした歯と全身の健康，栄養との関連に関する研究〜歯間部清掃器具使用と全死亡リスクとの関連〜．公益財団法人8020推進財団会誌「8020」，No.15: 114, 2016．
8) Wakai K et al., Tooth loss and risk of hip fracture: a prospective study of male Japanese dentists, Community Dent Oral Epidemiol, 41: 48, 2013.
9) 若井建志ら，歯科医師を対象とした歯と全身の健康，栄養との関連に関する研究〜喪失歯数と総死亡，動脈硬化関連疾患，肺炎死亡リスクとの関連〜．公益財団法人8020推進財団会誌「8020」，No.12: 96, 2013．
10) 若井建志ら，歯科医師を対象とした歯と全身の健康，栄養との関連に関する研究．公益財団法人8020推進財団会誌「8020」，No.10: 96, 2011．
11) Suma S et al., Tooth loss and pneumonia mortality: A cohort study of Japanese dentists, PLoS One, 13 (4): e0195813, 2018.
12) 若井建志，歯科医師を対象とした歯と全身の健康，栄養との関連に関する研究―歯磨き回数，喪失歯数と口腔・咽頭・食道がんリスクとの関連―．公益財団法人8020推進財団会誌「8020」，No.16: 118, 2007．
13) 内藤真理子ら，歯科医師を対象とした歯と全身の健康，栄養との関連に関する研究〜歯間部清掃器具使用と全死亡リスクとの関連〜．公益財団法人8020推進財団会誌「8020」，No.15: 114, 2016．

第4章 8020達成者の素晴らしき歯並び

　8020データバンク調査が岩手県で始まっていた頃，東京都文京区でもある調査が行われていました．この調査をきっかけとして明らかになったのは，8020を達成した人々が，20本を遥かに超える歯数を残しているという事実と，8020達成者の若々しい笑顔だったのです．若々しい笑顔の裏側には，"若々しい歯並び"がありました．

　8020データバンク調査が日本人80歳の"闇"を明らかにしたとすれば，8020達成者調査は"光明"を見出した研究といえるでしょう．

1 不正咬合とは？

　先程，"若々しい歯並び"と形容しましたが，逆に"不健康な歯並び"とはどのようなものなのでしょうか？

　これは，歯学的には「不正咬合」という概念で体系化されています．文字どおり，「咬み合わせに不正がある」ということです．

　咬み合わせの不正は，大きく前後関係と垂直関係の観点から分類されます（図2-30）．

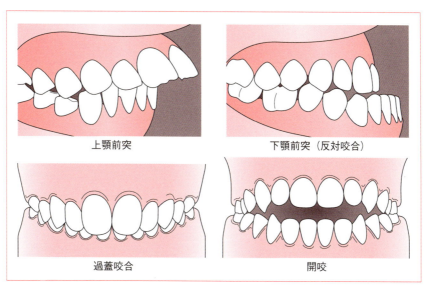

図2-30　不正咬合の分類
上段：前後関係の異常，下段：垂直関係の異常

前後関係の異常は，上顎前突と下顎前突（反対咬合）であり，一般的に前者は"出っ歯"，後者は"受け口"とよばれています[注1]．垂直関係の異常は，過蓋咬合と開咬です．過蓋咬合は，上顎の前歯が下顎前歯全体を覆い，開咬では前歯の間に間隙が生じています．

以上の基礎知識をもとに，8020達成者調査の結果を読み解いていきましょう．

注1：このほか，前後関係の異常に切端咬合があります．正常な咬合において，上顎前歯は下顎前歯のやや前側に位置しています（正被蓋）が，切端咬合では前歯同士が咬み合っています．

2 東京都文京区の8020達成者が与えた衝撃

1996年，東京都文京区歯科医師会は，創立50周年記念行事の一環として，文京区と協力して80歳以上の区民に対する口腔と生活の状況に関するアンケート調査を実施しました[注1]．

注1：約7,000名に調査票が送付され，このうち回収され有効であったものは3,002名分（有効回答率43％）．80歳で20歯以上を有していた区民は21.9％でした．

同会が，8020達成者の詳細について，1997年の日本老年学会総会で発表したところ[2]，大きな注目を集めたのです．

東京歯科大学は，文京区8020達成者のうち資料採得されていた，51名（男性34名，女性17名）の顔写真，口腔内写真，パントモグラフィー（パノラマエックス線写真），各種調査などのデータをもとに，歯列と咬合の分析を行っています[3]．**8020達成者の平均年齢は83.1歳，平均残存歯数は24.4本**であり，1996年時点で8020運動の目標歯数20本を大きく上回っていたことがわかります．

咬合状態で分類すると，正常咬合が56.9％，上顎前突傾向が17.6％，過蓋咬合傾向が25.5％でしたが，**反対咬合，切端咬合，開咬は皆無**でした．

さらに，アイヒナー分類の咬合支持域でみると，グループA（咬合支持域4つ）45.1％，グループB1（咬合支持域3つ）23.5％，グループB2（咬合支持域2つ）15.7％，グループB3（咬合支持域1つ）13.7％であり，欠損部位に対する補綴処置を受けていなかった症例は1名のみだったそうです．すなわち，<u>ほぼ全例が良好な咬合支持域を有していた</u>のです．

2004年，宮崎らは千葉市の8020達成表彰コンクール応募者41名を解析していますが[4]，この集団[注2]においても，前後関係では正常咬合21.1％，上顎前突78.9％，**反対咬合0％**，垂直関係では正常咬合65.8％，過蓋咬合34.2％，**開咬0％**であったことが明らかになっています．

日本人の不正咬合発現頻度は，反対咬合4〜10％，開咬4〜5％と報告されていますので[4]，**8020を達成するためには良好な咬み合わせが必要**と言えるでしょう．

注2：平均年齢82.4歳，平均現在歯数25.3本．

3 若い頃の歯並びが口腔の将来を決める

　最後に，宮崎らが先程の千葉市の8020達成者（41名）に対して実施したアンケート結果[5]の中から，興味深いデータを2つご紹介しておきましょう．

　まず，「食べ物はよくかめますか？」という質問に対して，「よくかめる」が85.4%，「比較的よくかめる」は14.6%，「よくかめない」は0%，そして「かめない」も0%でした．**8020達成者は全員がよくかめ，かめない人は皆無**です．

　次に，「若い頃の歯並びはどうでしたか？」という質問に対して，「良かった」が41.5%，「比較的良かった」が43.9%，「あまり良くなかった」は14.6%，「悪かった」は0%でした．すなわち，**8020達成者は若い頃の歯並びが良かった人が9割近くを占め，歯並びが悪かった人は皆無**だったのです．

4 なんでもかめる食生活を実現するために

　糖尿病の食事療法を有効に実行するためには，偏食なく，なんでもかめる口腔機能を保持していることが大前提になります．しかし，本章で紹介したとおり，これまでの日本人は60歳を過ぎると一気に多数の歯を失い，無歯顎者が急増する運命にありました．

　8020達成者達はその中にあってなお，優れた歯並び，咬み合わせを有しており，「**80歳を過ぎても健康な口腔を維持することは，決して不可能ではない**」ことを私たちに教えてくれています．

　日本人の口の中で，「歯の雪崩」が起き始めるのは，40～50代です．加えて，日本人は高齢者になると歯科通院を避ける傾向があります．

　私達医療従事者は，糖尿病療養指導の折々に，歯科通院状況を確認し，必要があれば歯科受診を促してあげなければなりません．それが，患者さんの口を守り，ひいては健康的で満足のいく食生活につながるのですから．

参考文献

1) 松久保隆ら，東京都文京区在住80歳以上高齢者の口腔保健状態と日常生活活動に関する質問紙調査．日本歯科医師会雑誌，50（3）：4，1997．
2) 松原真（東京都文京区歯科医師会）ら，東京都文京区における8020達成者の口腔保健状態とQOLについて．老年歯科医学，12（2）：114，1997．
3) 茂木悦子ら，8020達成者の歯列・咬合の観察－東京都文京区歯科医師会提供の資料より－．日本歯科医師会雑誌，52：679，1999．
4) 宮崎晴代ら，8020達成者の口腔内模型および頭部X線規格写真分析結果について．Orthod Waves，60（2）：118，2001．
5) 宮崎晴代ら，8020達成者の歯科疾患罹患状況および生活と健康に関する調査結果について．歯科学報，104（2）：140，2004．

第III編

感染症でつながる口腔と全身

第1章 症例から学ぶ口腔感染症の恐ろしさ

本編では，なぜ私達医科の人間が口腔に意識を払わなければならないのか？　その理由と背景を解説します．

最初は，筆者自身が経験した症例を通して，糖尿病患者が有する易感染性と易重症化の恐ろしさについてご紹介します．続いて，日本ではまだあまり知られていないフソバクテリウム感染症の病態を理解することで，歯周病菌が致死的な全身感染症を併発する謎を紐解きます．次に，東日本大震災で起きた震災後肺炎の教訓から，介護施設における口腔ケアの重要性を理解し，最後に2つの病院における歯科介入研究から，入院患者に対する口腔機能管理がもたらす絶大な効果をご紹介します．

1 口腔感染症が原因で命を落としかけた糖尿病の2症例

糖尿病患者は"**易感染性**"という特徴を有しています．易感染性とは，文字どおり「感染症を併発しやすい」ことを指す言葉ですが，糖尿病患者は通常では考えられないような重症感染症を併発することがあります．そして，いったん感染症を併発すると容易に重症化しやすいこと（"**易重症化**"）にも，注意が必要です．そして，きっかけとなる感染症の中に，**う蝕や歯周病などの口腔感染症**があります．

筆者が経験した糖尿病の2症例を通して，口腔感染症に始まる易感染性と易重症化の恐ろしさを紹介します．

1）症例1：放置されたう蝕・歯周病から致死的肺化膿症を併発した1型糖尿病患者

29歳の女性．28歳の時に1型糖尿病を発症し，インスリン治療を行っていましたが，通院は不定期であり，インスリン注射もしばしば自己判断で中断していました．HbA1cは18％と血糖コントロールはきわめて不良でしたが，ある時発熱し，食事摂取ができなくなったため，インスリンを打っていなかったそうです．その後，著しい高血糖による糖尿病ケトアシドーシスを併発し，自宅で昏睡状態に陥っているところを家族に発見され，救急車で搬送されました．

入院後の胸部エックス線写真にて両側性の肺炎，胸部CTで多数の空洞性病変を認め，**多発性肺化膿症と診断**（図3-1）．敗血症を併発しており，きわめて危険な状態でしたが，

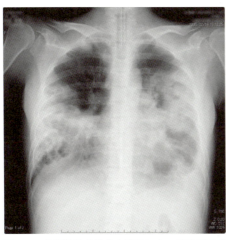
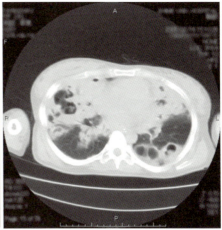

図 3-1　多発性肺化膿症を併発した1型糖尿病症例の胸部エックス線（左）／胸部CT写真（右）

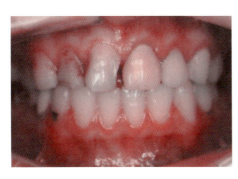

図 3-2　多発性肺化膿症を併発した患者の口腔内写真
う蝕・歯周病を放置していた．

集中治療室で人工呼吸管理，抗菌薬投与，インスリン持続投与などを行い，奇跡的に一命を取り留めることができました．

　いくら血糖コントロール不良であったとはいえ，29歳の女性が致死的な多発性肺化膿症を併発することは，通常では考えられません．何らかの感染源があったはずですが，それは本症例が回復してICUを退室した後に判明しました．**図 3-2** に示すように，患者は長らく歯科通院をしておらず，**う蝕や歯周病を放置していた**のです．歯周ポケット内に存在する嫌気性菌が血行性に両肺へ播種し，多発性肺化膿症を形成する契機になったのではないかと考えられました．

　スペインの研究によると，3,059名の呼吸器疾患入院患者のうち，772名（25.9％）が重度歯周炎を合併しており，多変量解析の結果，重度歯周炎と呼吸器疾患の間の相対危険度は，HIV感染症 10.6（$p<0.0001$, 95%CI 9.1〜23.3），肺炎 2.6（$p<0.0001$, 95%CI 2.2〜5.7），結核 2.1（$p<0.0001$, 95%CI 1.6〜4.9），肺化膿症 2.6（$p=0.002$, 95%CI 1.6〜7.8）であったことが報告されています[1]．

　本症例は，29歳という**若い患者であっても，悪条件が重なれば，う蝕や歯周病など軽微な口腔感染症から，命取りになるほどの重症感染症を併発しうる**ことを教えています．

第Ⅲ編　感染症でつながる口腔と全身

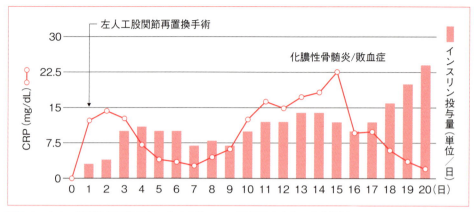

図 3-3　左人工股関節再置換手術のため入院した 2 型糖尿病患者の術後経過
2 週間後に化膿性骨髄炎と敗血症を併発した．

2）症例 2：インプラント周囲炎から術後に化膿性骨髄炎を併発した 2 型糖尿病患者

　71 歳の女性．左人工股関節再置換手術のため，整形外科に入院しました．糖尿病治療中であったため，術前に糖尿病内科へ紹介されています．筆者がその際の外来主治医を担当しました．経口血糖降下薬 1 剤の内服により，HbA1c は 5.8％と血糖コントロールはきわめて良好であったため，「手術にあたって，血糖値は全く問題ない」旨を返信しました．

　しかしこの時，筆者を含め整形外科・麻酔科の医師・看護師，全員が「60 歳時に下顎インプラント埋入」という**重要な既往歴を見逃していた**のです．

　手術そのものは成功したのですが，術後から発熱が続き，血糖値も急激に上昇．抗菌薬投与とインスリン治療が行われましたが，炎症が治まることはなく，**手術 2 週間後には化膿性骨髄炎による敗血症**に至りました（図 3-3）．

　ICU における集中治療により，かろうじて救命できたのですが，なぜこのような事態に至ったのか，当時は誰一人として説明できませんでした．

　原因は，手術の半年後に判明しました．**11 年前に埋入された下顎インプラントに，重度の「インプラント周囲炎」**(注1)**を認めた**のです（図 3-4）．インプラントはただちに摘出され，整形外科再入院のうえ，同じ術式が再施行されました．2 回目の手術後は，発熱や高血糖を認めることなく，きわめて順調な経過をたどっています．

　以上より，インプラント周囲炎の細菌が術後に血行性転移をきたし，化膿性骨髄炎を発症する契機になったのではないかと考えられました．

　本症例は，術前の血糖値は正常レベルであり，常識的には糖尿病によるリスクは存在し

注 1：一般的な歯周炎は歯周組織の炎症性病変ですが，インプラント周囲炎は埋入されたインプラント周囲の骨破壊を伴う炎症性病変をさします．

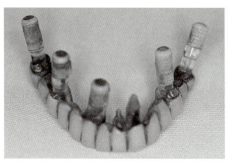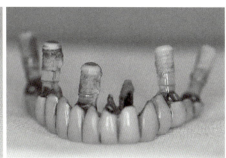

図 3-4 インプラント周囲炎のため手術の半年後に摘出された下顎インプラント

ませんでした．しかし，それまで**インプラント周囲の細菌と拮抗していた感染防御力が，手術ストレスを契機として崩れ，そこから全身播種を通じて化膿性骨髄炎を併発した**ものと考えられます．

　糖尿病患者では，たとえ血糖が正常であっても，ひとたび手術などのストレスが発生すると，このような致死的感染症を併発することがあります．「糖尿病患者では何が起きてもおかしくない」という危機感を，常時意識しておくことが重要です．そしてまた，インプラント手術がその場では成功したとしても，術後にインプラント周囲炎が発生すれば，本症例のように11年後に致死的感染症の引き金になりうることを，医療従事者は知っておくべきでしょう．

人の命にかかわる口腔感染症　　　糖尿病TIPS①

　症例1は，う蝕や歯周病を放置したままにしておくと，さまざまな悪条件が重なった場合，致命的な重症感染症を併発する危険性を教えています．

　症例2は，インプラント埋入後に致命的な化膿性骨髄炎を併発した症例です．当時の歯科医師は，まさか自分が埋入したインプラントが原因で，患者が11年後に命を落としかけることになるなど，夢にも思っていなかったことでしょう．歯科治療は，人の命を左右することもあるのです．

第2章 フソバクテリウム感染症が教える口腔感染制御の重要性

<u>フソバクテリウム（Fusobacterium）属は口腔内常在菌</u>ですが，時として人の命を奪うほどの重症感染症を起こすことが明らかになっています．実際の症例から，ごくありふれたう蝕や歯周病を制御（口腔感染制御）することの意味を学びましょう．

1 世界初の口腔子宮感染症例の衝撃

　2010年，OBSTETRICS & GYNECOLOGY誌に，とある衝撃的な症例報告が掲載されました[2]．35歳のアジア人女性が，39週と5日，あと数日で無事に初産を迎えようとしていた明け方，胎児が動かなくなっていることに気づき，病院を受診したところ，すでに胎児の心拍は停止していました．

　この母親は，出産前から"**妊娠関連歯肉炎**[注1]**による出血**"をきたしていましたが，死産3日前に上気道炎に罹患し，37.8℃の発熱を認めています．

　母親は胎児の解剖に同意し，なぜこのような死産に至ったのか，病理組織学的，細菌学的解析がケース・ウェスタン・リザーブ（Case Western Reserve）大学の病理学および歯周病学講座で行われました．この解析にかかわった中心人物が，フソバクテリウム感染症研究の第一人者であるハン博士（Yiping Weng Han）です．

　猛烈な悪臭を放つ羊水に続いて，臭いが染みついた遺児が取り上げられ，解剖の結果，驚くべき事実が明らかになりました．胎盤内の絨毛羊膜・臍帯，そして胎児の肺（激烈な肺炎による肺胞内出血を起こし重量は通常の2倍に増加）と胃に多量の菌体が認められ，**死因はフソバクテリウム・ヌクレアタム（*Fusobacterium nucleatum*）による肺炎および敗血症**と結論づけられました．胎児の大腸には存在しなかったため，死産直前の感染であったと考えられます．

　感染経路を同定するために，母親の「腟，直腸，歯肉縁上プラーク，歯肉縁下プラーク[注2]」から採取したサンプル中の細菌遺伝子を解析したところ，胎児で確認されたフソ

注1：妊娠関連歯肉炎：妊娠中はホルモンの影響やつわりによる食習慣の変化などで歯肉炎を併発しやすくなります．
注2：歯肉辺縁より上の"歯面"に付着したプラークを歯肉縁上プラーク，歯肉辺縁より下方，すなわち歯周ポケット内に付着したプラークを歯肉縁下プラークとよびます．歯周病菌の構成と性質は歯肉縁上と歯肉縁下で大きく異なり，後者は偏性嫌気性菌（酸素存在下で死滅）が優位となっています．

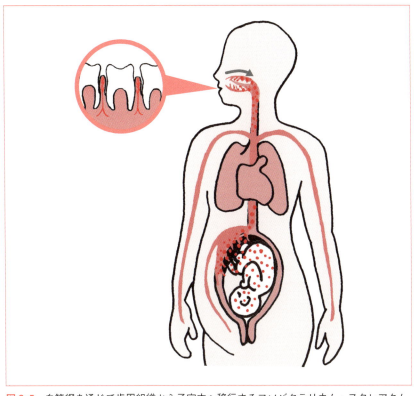

図3-5 血管網を通じて歯周組織から子宮内へ移行するフソバクテリウム・ヌクレアタム

バクテリウム・ヌクレアタムと遺伝子型が合致したサンプルは，歯肉縁下プラークのみでした．

これらの解析結果から，**歯肉縁下の歯周病菌フソバクテリウム・ヌクレアタムが血行性に子宮内へ転移し，肺炎と敗血症により胎児を絶命させた**ことが，世界で初めて明らかになったのです（図3-5）．考察では，死産3日前の上気道感染が母体の免疫機能を弱め，その隙をついて，フソバクテリウム・ヌクレアタムが子宮内に到達した可能性が指摘されています．

糖尿病 TIPS ②

妊娠糖尿病患者は特に注意！

子宮内の感染症は，産科領域では上行感染（膣経由）が主因と考えられてきました．しかし，今回ご紹介した"口腔子宮感染症"は，母親の歯肉炎から**歯周病菌が血行性に子宮へ移行し，胎児にまで感染する**ことを，世界で初めて明らかにしたのです．ごくありふれた妊娠関連歯肉炎であっても，悪条件が重なると胎児の命を奪ったり，早産を引き起こしたりします．妊娠糖尿病患者には，スイーツ好きの女性が多く，歯肉炎が好発しやすい条件が揃っていますので，特に注意が必要です．

第Ⅲ編 感染症でつながる口腔と全身

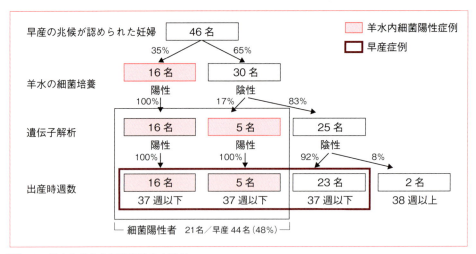

図3-6 早産と羊水内細菌陽性率の関係
早産を起こした妊婦の48%に羊水内細菌を認めた.
(Han YW et al., Uncultivated bacteria as etiologic agents of intra-amniotic inflammation leading to preterm birth, J Clin Microbiol, 47(1): 38-47, 2009. 改変) [3]

ハン博士は，関連論文中でこの現象を"口腔子宮転移（oral-utero transmission）"と表現していますが，筆者は**"口腔子宮感染症"**と訳しました．

2 フソバクテリウム・ヌクレアタムはヒトの早産を誘発する

フソバクテリウム・ヌクレアタムはオレンジ・コンプレックスの一員であり，レッド・コンプレックスの親玉であるポルフィロモナス・ジンジバリス[注1]に比べれば，その毒性は低いと一般的には考えられてきました．

しかしながら，ハン博士の研究によればフソバクテリウム・ヌクレアタムは，死産だけでなく早産にもかかわっている可能性が明らかになっています．

2009年に発表された研究によれば[3]，早産の徴候が認められた妊婦46名から採取された羊水を培養すると，35％で細菌が検出され，陰性であった検体をさらに遺伝子解析すると17％が陽性となりました．最終的には44名が早産を起こし，このうちの48％，すなわち**早産を起こした妊婦の2人に1人の割合で羊水中に細菌が同定された**のです（**図3-6**）．同定された細菌のうち，**最も高頻度（33.3％）に認められた細菌は，フソバクテリウム・ヌクレアタム**でした．

ここで重要な点は，病院で日常的に実施されている**細菌培養検査の検出率は35％**にす

注1：歯周病に関連する細菌は数百種類といわれていますが，歯周病の発症・重症化への影響度に応じて，ピラミッド状のグループ化が提案されています．ピラミッドの最上部にはレッドコンプレックス（Red complex）が存在し，その頂点はポルフィロモナス・ジンジバリス（*Porphyromonas gingivalis*）が占めています．レッドコンプレックスの下方にオレンジコンプレックス（Orange complex）が存在し，フソバクテリウム・ヌクレアタムはその一員です．

ぎず，**陰性であった検体の2割近くにおいて，遺伝子解析により細菌が同定**されている事実です．口腔内細菌には偏性嫌気性菌が多く，その培養は困難を極め，遺伝子解析についても，残念ながら現時点で実施可能な臨床施設はごくわずかです．たとえ細菌培養が陰性であったとしても，口腔内には未培養（uncultivated）もしくは難培養（difficult to cultivate）の細菌が多数存在することを，忘れてはならないでしょう．

早産で生まれた子どもとその家族を支えるためには，社会的支援が必要になります．米国における早産の発生率は2009年の時点で12.2％であり，その社会的損失は，**分娩費用・NICU入室管理料・教育費用・労働力喪失などを考慮すると約3兆円**に及ぶことなどから，ハン博士は，これまで見逃されてきた妊婦の口腔感染症の治療と予防が重要であると述べています[4]．

3 フソバクテリウム・ヌクレアタムは上皮細胞に付着し侵入する

病原菌の中では日和見菌ともいえる歯周病菌が，なぜ死産や早産を口腔から遠く離れた子宮内で引き起こすのでしょうか？その病態を理解するためには，ある種の歯周病菌がもっている"特性"を理解しておく必要があります．

図 3-7 は，ハン博士が行った基礎実験の写真ですが，ヒトの歯肉上皮から採取した初代培養細胞の培養液中に，フソバクテリウム・ヌクレアタムを加えると，歯肉上皮細胞に突き刺さるように同菌が付着し群がっています[5]．フソバクテリウム・ヌクレアタムの変異株では，このような現象は観察されないことから，野生型の同菌には何らかの付着機構が存在することがわかります．

ハン博士は，電子顕微鏡を用いてさらに詳しく解析し，フソバクテリウム・ヌクレアタムが口腔上皮細胞に頭から突っ込み，細胞質を横切るように侵入していく様子を見事にとらえています（図 3-8）[5]．

このような培養細胞を使った細胞付着性・細胞侵入性の解析，そして炎症反応で産生されるIL-8濃度を測定した結果，ハン博士は各種歯周病菌の中では，**ポルフィロモナス・ジンジバリスとフソバクテリウム・ヌクレアタムのみが「細胞付着性・細胞侵入性・炎症惹起性」すべての特性を有している**ことを明らかにしています（表 3-1）[5]．

数ある歯周病菌の中で，なぜポルフィロモナス・ジンジバリスとフソバクテリウム・ヌクレアタムが恐ろしいのか？その理由は，これらの研究成果から科学的に理解することができます[注1]．

注1：フソバクテリウム・ヌクレアタムは，これまで"歯周病関連菌"として位置づけられていましたが，ハン博士の一連の研究結果から，本書においてはポルフィロモナス・ジンジバリスに準じた"歯周病菌"として記載しています．

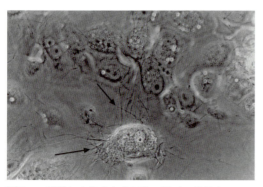

図 3-7　培養ヒト歯肉上皮細胞に群がり付着するフソバクテリウム・ヌクレアタム（40倍）

(Han YW et al., Interactions between periodontal bacteria and human oral epithelial cells: Fusobacterium nucleatum adheres to and invades epithelial cells, Infect Immun, 68(6): 3140, 2000.)[5]

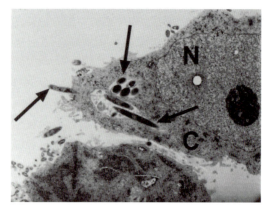

図 3-8　口腔上皮細胞（KB細胞）に侵入するフソバクテリウム・ヌクレアタム（16,000倍）
N：核，C：細胞質

(Han YW et al., Interactions between periodontal bacteria and human oral epithelial cells: Fusobacterium nucleatum adheres to and invades epithelial cells, Infect Immun, 68(6): 3140, 2000.)[5]

表 3-1　各種歯周病菌のヒト歯肉上皮細胞に対する付着性・侵入性・IL-8 産生性の検討
フソバクテリウム・ヌクレアタム 12230 およびポルフィロモナス・ジンジバリス 381 のみがすべての特性を有している（特に細胞侵入率に注目）．なお，フソバクテリウム・ヌクレアタム 12230 lam は変異体であるため，野生株がもつ特性を失っている．

細菌種	付着率（%）	侵入率（%）	IL-8 産生（pg/mL）
B. forsythus ATCC 43037	1.90±0.22	0.08±0.04	146±10
C. curvus ATCC 35224	0.04±0.01	0.03±0.01	794±163
E. corrodens ATCC 23834	2.10±0.30	0.01±0.00	3,470±41
F. nucleatum 12230	8.16±0.07	2.88±0.22	5,029±1,807
F. nucleatum 12230 lam	0.41±0.14	0.16±0.02	未実施
P. gingivalis 381	8.57±3.71	2.86±0.14	312±18
P. intermedia ATCC 49046	4.78±0.48	0.13±0.01	1,154±323

(Han YW et al., Interactions between periodontal bacteria and human oral epithelial cells: *Fusobacterium nucleatum* adheres to and invades epithelial cells, Infect Immun, 68(6): 3140, 2000.)[5]

4　フソバクテリウム・ヌクレアタムは血管内皮細胞に侵入した後死産・早産を引き起こす

2004 年にハン博士が報告した，妊娠マウスを用いた動物実験の結果は，さらに衝撃的です．妊娠 16〜17 日のマウスに，培養したフソバクテリウム・ヌクレアタムを経静脈的に投与したところ（実験的菌血症），投与量依存性に死産率が上昇し（$7×10^7$ CFU で 93％），かろうじて早産で生まれた産子は 1 日以内に全例が死亡したのです[6]．

経静脈投与後のフソバクテリウム・ヌクレアタムの局在を電子顕微鏡で解析したところ，最初に認められた場所は，マウス胎盤の"血管内皮細胞"でした（図 3-9）．血管内皮細胞に取り込まれ，細胞質で増殖したフソバクテリウム・ヌクレアタムは，やがて周囲

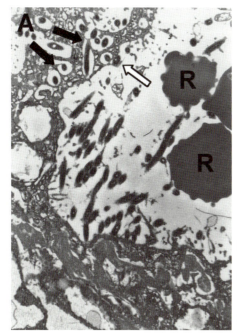

図3-9 血管内皮細胞に付着・侵入するフソバクテリウム・ヌクレアタム（6,000倍）
R：赤血球，白矢印：血管内皮細胞に付着した細菌，黒矢印：内皮細胞に取り込まれた細菌
(Han YW et al., *Fusobacterium nucleatum* induces premature and term stillbirths in pregnant mice: implication of oral bacteria in preterm birth, Infect Immun, 72(4): 2272, 2004.)[6]

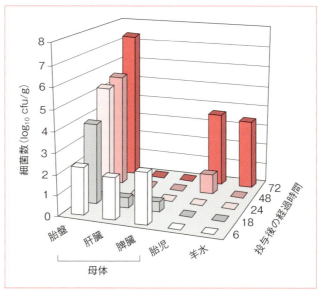

図3-10 妊娠マウスへのフソバクテリウム・ヌクレアタム経静脈投与後の経時的組織分布
(Han YW et al., *Fusobacterium nucleatum* induces premature and term stillbirths in pregnant mice: implication of oral bacteria in preterm birth, Infect Immun, 72(4): 2272, 2004. 改変)[6]

の組織に浸潤し，最終的には羊水内に拡散したことが確認されていますが，感染過程を詳細に解析した結果は，驚くべき事実を示しています．

図3-10は，妊娠マウスに経静脈的にフソバクテリウム・ヌクレアタムを投与した後，

6時間後から72時間までの計5ポイントにおいて，母体の胎盤・肝臓・脾臓，および胎児の組織，羊水を培養し，それぞれ組織1gあたりの細菌数を算出したものです．

母体の肝臓および脾臓をみると，投与18時間後には著減し，24時間後には検出不能なレベルまで低下していることがわかります．この事実は，**母マウスの免疫機能により，フソバクテリウム・ヌクレアタムが母体内から排除されている**ことを示しています．

しかし，胎盤から先には母体の免疫防御機構が及ばないため，**胎盤の細菌数は時間経過とともに増大し，胎児と羊水では投与2日〜3日後にフソバクテリウム・ヌクレアタムの感染爆発**が認められます．これは，p.86で提示した死産の症例が，母親の上気道炎罹患3日後であった事実とも，よく符合しています．

私たちの体を細菌の侵入から守っているものは，上皮細胞です．しかし，歯肉炎や歯周炎により潰瘍と出血が存在すれば，破れた毛細血管から細菌が血管内に侵入し，血液循環により全身を駆け巡ります（菌血症）．そして，ポルフィロモナス・ジンジバリスやフソバクテリウム・ヌクレアタムのような強力な細胞付着性と細胞侵入性を有する細菌は，免疫機能が低下している臓器の血管内皮細胞に取りつき，そこから深部への侵入を果たすのです（図3-11）．

ある種の歯周病菌がもつ"細胞付着性と細胞侵入性"，この2つのキーワードが理解できれば，歯周病の治療と予防が，いかに重要かつ必要なものであるか，私達医療従事者にも得心できることでしょう．

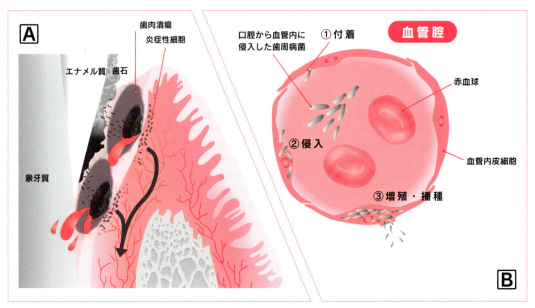

図3-11 歯周病菌の生体侵入経路
A：歯肉周囲の炎症と潰瘍で出血が起きると，歯周病菌が破れた血管から血液循環に侵入する．
B：口腔から血管内に侵入した歯周病菌は，①まず血管内皮に付着し，②次いで細胞内に侵入し，③細胞質内で増殖した後，隣接臓器へと播種していく．

5 胎盤の細菌叢は口腔と最も似通っている

　歯周病菌が，菌血症を通して早産死産にかかわっているという事実は衝撃的ですが，口腔と胎盤をつなぐさらなる事実が存在します．

　従来，細菌叢を解析するためには培養方法を用いるしかありませんでしたが，嫌気性菌に代表される多くの細菌は培養が容易ではなく，その存在を同定することができませんでした．しかし，近年急速に発展した遺伝子解析技術の進歩により，体内の細菌叢を遺伝子レベルで網羅的に解析することが可能になったのです．

　ベイラー医科大学（Baylor College of Medicine）のグループは，48名の胎盤中の細菌16SリボソームRNA遺伝子を解析し(注1)，体内におけるさまざまな細菌叢との比較検討を行いました[7]．

注1：16SリボソームRNA遺伝子（16S rDNA）：リボソーム小ユニットに含まれるリボソームRNA（真核生物：18S，原核生物と古細菌：16S）はタンパク質合成に関わる重要な分子であるため，その遺伝子は種の間で高度に保存されています．この特性を活用し，微生物の群集構造が網羅的に解析されています．

　その結果，**胎盤における細菌叢は口腔と最も高い相同性**を示したのです．口腔から遠く離れた胎盤が，お互いに似通った細菌叢を有しているとは驚きですが，この事実もまた，歯周病菌が血行性に転移している事実を示唆していると考えられます．

6 咽頭痛後に命を奪うレミエール症候群

　内科医の世界には，総合内科専門医とよばれる最も厳しい認定試験制度があります．的確な診断を行うため，あらゆる疾患を鑑別診断として挙げることができる能力が求められるのです．

　専門医試験の出題範囲に"不明熱"があるのですが，この中に歯科領域に関連する疾患として**"う蝕とレミエール（Lemierre）症候群"**が含まれています．不明熱とは，名前のとおり原因不明の発熱ですが，この際の鑑別診断リストとして，総合内科専門医であれば，歯科領域の2つの疾患を挙げることができなければなりません．

　レミエール症候群は，フランスの細菌学者レミエールが1936年のLancet誌上で最初に報告した疾患概念です[8]．その内容をまとめると，次のようになります．

> - **咽頭痛後に敗血症**をきたした 20 症例の症例報告
> - 致死率は 90％に及ぶ
> - **扁桃・扁桃周囲の膿瘍**を認める
> - 内頸静脈に血栓性静脈炎を併発することが多い
> - 咽喉頭後部の**膿瘍破裂**により"窒息死"をきたす
> - 遠隔感染は子宮，肝臓，腎臓に及ぶ
> - 起炎菌は**フソバクテリウム・ネクロフォラム**（*Fusobacterium necrophorum*）

　レミエール症候群の発症頻度はまれであり，デンマークの研究では 100 万人あたり年間 3.6 人，好発する 15 〜 24 歳に限れば 100 万人あたり年間 14.4 人と報告されています[9]．しかしながら，**抗菌薬が普及した現在でも死亡率は 10％前後**にも及ぶため，耳鼻咽喉科領域はもちろん，救急外来や内科専門医の世界では"殺人咽頭痛（killer sore throat）"として危険視されています．

　起炎菌がまたもフソバクテリウム属であることは，決して偶然ではありません．フソバクテリウム・ネクロフォラムは，先程のフソバクテリウム・ヌクレアタムと同様，**口腔内常在菌の 1 つ**です．

　レミエール症候群の症例は，世界各地から報告されていますが，その中から最も印象的な国内の症例報告を紹介します[10]．

　症例は 7 歳の男児．生来健康でしたが，**発熱・咽頭痛・頭痛を初発症状**とした後，発熱が持続．その後，せん妄状態に陥り，千葉大学大学院医学研究院小児病態学に緊急入院しました（第 5 病日）．著明な項部硬直と炎症反応から**入院当初は髄膜炎・脳炎を疑われ**，抗菌薬が投与されましたが，全身状態は改善したものの，頸部痛は持続．

　MRI 検査（第 7 病日）では，**後咽頭のリンパ節腫大を認め（第 10 病日の造影 CT で輪郭が増強されたため膿瘍と判定），上気道は高度に狭窄**していました（図 3-12）．ここで診断を誤っていれば，本患児は窒息死していたものと思われます．

　第 10 病日に，入院時に施行された**血液培養からフソバクテリウム・ネクロフォラムが分離同定**されたことから，レミエール症候群と診断されました．翌日には**緊急膿瘍切開排膿術が施行され，以後急速に症状は改善**しています．

　本論文中では，レミエール症候群の症例報告としては珍しく，口腔感染症への言及がなされています．

> 患児は入院時より複数のう歯と歯髄炎を認めており，抗菌療法終了後に当院歯科口腔外科にて，歯髄炎に対する歯科処置を行った．

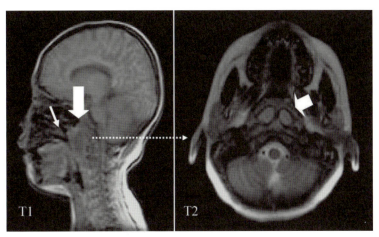

図 3-12　レミエール症候群男児の MRI 画像
大矢印：後咽頭壁のリンパ節腫大を認める，小矢印：上気道は狭窄している
(海保景子ら，血液培養より *Fusobacterium necrophorum* が単独で分離された咽後膿瘍の一例．日本臨床微生物学会，18(3)：184，2008.)[10]

　もちろん，う蝕が存在するだけでレミエール症候群を発症するわけではありません．発症に至るためには，根尖病巣[注1]の形成や宿主の遺伝形質などいくつかの要因が重なり合う必要があるのでしょう．

　フソバクテリウム感染症は，<u>口腔内常在菌といえども，ひとたび悪条件がそろえば，死産・早産・レミエール症候群など，生命の危機を招きうる</u>ことを私達に教えています．

注1：う蝕が進行すると感染は歯髄を通して根尖部（歯根の先端部）にまで及びます．根尖部には根尖孔とよばれる小さな穴が存在し，外部からの血管や神経が通じています．このため，根尖部に感染が波及すると，さまざまな全身疾患を引き起こすことがあります．

命にかかわることもあるフソバクテリウム感染症　糖尿病 TIPS ③

　フソバクテリウム属は早死産だけでなく，致死的な咽頭炎をも引き起こします．口腔子宮感染症と同じように，ごくありふれたう蝕が，命を落とすほど恐ろしい"レミエール症候群"を併発することがあるのです．まさに，口腔と全身が血管を通じてつながっていることを示す好例といえます．フソバクテリウム感染症を正しく理解すれば，患者さんや国民に対して「なぜ歯科医院への定期通院が必要なのか？」きちんと説明できることでしょう．

第3章 国民に知らしめるべき震災後肺炎

　ここまで述べてきた感染症は，医科歯科連携を構築するうえでは役立ちますが，一般人にとっては特殊事例に過ぎず，「我が事」としてとらえてもらうことは難しいでしょう．

　<u>国民向けに口腔感染制御の重要性を訴える</u>ためには，何を手がかりにすればよいのか？この8年間，筆者なりに考え尽くし到達した結論は「<u>震災後肺炎</u>」[注1]でした．

注1：一般的には誤嚥性肺炎という用語が使われていますが，筆者はあえて震災後肺炎を使用するようにしています．誤嚥性よりも震災後という修飾語のほうが，人々の注意を喚起し，心に残ると考えるからです．

　本章では，そのきっかけとなった2013年のThorax誌に報告された論文[11]をご紹介します．以前から，震災などの災害後に肺炎が増加する現象は報告されていましたが，医学的に検証された報告は存在しませんでした．呼吸器内科医である大東久佳氏は，被災して泥だらけになったカルテやエックス線写真を回収し，数名の医師とともに肺炎の診断を厳密に下すことで，**世界で初めて，平時に比べ震災後に肺炎が増加する事実を明らかにした**のです[11, 12]．

　図3-13に示されているとおり，肺炎入院患者は発災直後から増加し，発災3カ月後に平常時レベルまで減少していることがわかります．発災前1年間と発災後の3カ月間を比較すると，<u>肺炎入院患者は5.7倍（95%CI 3.9～8.4），肺炎関連死は8.9倍（95%CI 4.4～17.8）まで増加</u>していました．

　気仙沼市で<u>震災後に肺炎で入院した患者数は総計225名</u>（8名は津波による溺水），このうち<u>90%は65歳以上の高齢者</u>（65～79歳 30.9%，80歳以上 59%）であり，発災後3カ月間の<u>肺炎入院後の死亡率は全体の24%に及び，居住場所別では介護施設が45%と最多</u>でした（自宅24%，避難所10%）．

　加えて，本論文中ではきわめて興味深い考察がなされています．

　<u>災害後における肺炎蔓延現象は日本以外では報告されていない</u>のです．例えば，2004年のスマトラ島沖地震で発生したインド洋津波で被災したスリランカで行われた調査によると，死亡者の99%は発災後3日以内に集中しており（その原因のほとんどが溺死，圧死，外傷），<u>発災後2週間以降の死亡者はゼロ</u>でした[13]．2004年時点におけるスリランカの65歳以上人口比は7%，80歳以上は0.5%未満であったことから，災害後の肺炎発症には人口構造が大きく影響していることが考えられます[注1]．

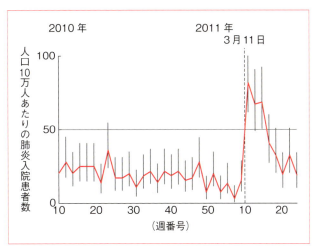

図 3-13 気仙沼市（発災前人口 74,257 人）における震災前後の肺炎入院患者数の変化　　　　（文献 11 より改変）
垂直バーは 95% 信頼区間.

　今後，わが国が次なる災害に見舞われるとき，<u>全国で進む高齢化はさらなる震災後肺炎の脅威を生み出す</u>ことを，私達は覚悟しておかなければならないでしょう．

注 1：1995 年 1 月の阪神淡路大震災時の兵庫県における 65 歳以上の人口比は 15% でしたが，2011 年の気仙沼市における同人口比は 30.2%（80 歳以上は 8.9%）[14] と倍増しています．

　大東氏の論文発表後，NHK は『肺炎急増の謎～避難所を襲った次なる危機～』と題する番組を通して，この脅威に対する具体的解決手段を紹介しています[15]．番組中では，2 つの介護施設が登場します．1 つの施設では，発災後 20 日間の間に 5 名が肺炎を発症し，全員が入院先で死亡しました．もう 1 つの施設では，死亡者はおろか，一例も肺炎に罹患しなかったそうです．両者の違いは果たしてどこにあったのでしょうか？

　実はその違いは，専門的口腔ケアにあったのです．後者の施設は発災前から，地元の歯科医院の協力を得て口腔ケアに努めていたうえに，歯科医師が阪神淡路大震災の教訓から，気仙沼市においても発災後に肺炎が増加することを予測していました．このため，震災後にはただちに歯科医師と歯科衛生士が駆けつけ，限られた資源の中で入所者の口腔ケアにあたったそうです．

　以上から，下記の 3 つの要点を国民に伝える必要があると筆者は考えます．

1. 災害時には，「**お口の手入れが命の分かれ目**」になること
2. だからこそ，「**平常時から歯科定期通院に努め，肺炎になりにくい体づくりをしておく**」こと
3. そしてまた，「いざという時に，私たちの体を感染症から守ってくれる**口腔ケア用品を家族全員分，緊急避難袋に入れておく**」こと

第Ⅲ編 感染症でつながる口腔と全身

　海外で市販されている避難袋には"衛生用品"として，ウェットタオル，歯ブラシ，歯磨剤が同梱されているのですが，残念なことに日本の避難袋には含まれていません．

　そこで，筆者は日本中の家庭の避難袋に口腔ケアセットが備えつけられることを願い，啓発ポスターを作成しました（図3-14）．

　このポスターを見て，一人ひとりが家族全員分の歯ブラシを避難袋に入れる行動を起こせば，口腔ケアに対する日本人の"覚醒"が一気に始まるのではないかと期待しています．そしてこれこそが，医科歯科連携を超えた**"医科歯科社会連携"**だと思うのです．

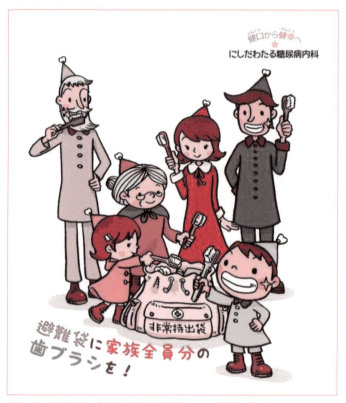

図3-14　"避難袋に家族全員分の歯ブラシを！"啓発ポスター

同じ過ちを繰り返さないために　　　　　　糖尿病 TIPS ④

　わが国は，これまで幾多の災害を乗り越えてきたにもかかわらず，発災後の対応は同じ過ちを繰り返し続けています．その1つが口腔ケア用品の不足であり，阪神淡路大震災，東日本大震災，熊本地震では，歯ブラシや歯磨剤の不足が何度も報道されてきました．有事においては「お口のケアが命の分かれ目」になることを震災後肺炎は教えています．この機会に，みなさまの地元で用意されている防災マニュアルの内容をチェックしてみてください．

第4章 介護施設および病院における口腔機能管理の威力

ここまで，口腔感染症の脅威について紹介してきました．気仙沼市の介護施設における取り組みは，災害時における歯科医療の重要性を示していますが，平常時の介護施設や病院においても歯科の介入が目覚ましい効果を上げることが報告されています．

1　日本から発信された口腔ケアによる誤嚥性肺炎予防の力

その先駆けは，1999年，歯科医師である米山武義氏を中心とする口腔ケアグループがLancet誌に報告しました[16]．

11箇所の介護施設在所者366名から，無作為に口腔ケア実施群184名（年齢82±7歳）と，口腔ケア非実施群182名（年齢82±7歳）を抽出し，2年間のフォローアップが行われました．口腔ケア実施群においては，**看護師もしくは介護士が毎食後の歯磨きとポビドンヨードによる咽頭拭いを毎日励行し，歯科医師が週1回，口腔の状況を評価**しています．

この結果，口腔ケア非実施群は19％の在所者が肺炎を発症したのに対し，口腔ケア実施群では11％に留まり，**口腔ケア未実施による肺炎発症の相対危険度は実施した場合に比べて1.67**（95%CI 1.01〜2.75, p=0.04）であったことが報告されています．

本研究は，歯科指導のもと，看護師と介護士により実施された口腔ケアでしたが，その効果は明らかであり，国内外の反響を呼びました．

2　日本医師会雑誌に掲載され衝撃を与えた千葉大学附属病院の歯科介入試験

2015年，日本医師会雑誌上で『日常診療に必要な口腔ケアの知識』という，珍しい特集が組まれました[17]（図3-15）．

冒頭の座談会において，千葉大学歯科顎口腔外科・丹沢秀樹教授からの報告による衝撃的なデータが紹介されています（図3-16）．

これは，千葉大学医学部附属病院にて実施された歯科介入試験であり，2014年1月から2013年10月までの9年10カ月間，同病院の歯科顎口腔外科・消化器外科・心臓血管外科の手術症例，歯科顎口腔外科の放射線治療症例，小児科・血液内科の化学療法症例に

第Ⅲ編 感染症でつながる口腔と全身

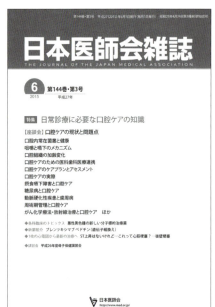

図3-15 日本医師会雑誌2015年6月号で組まれた「日常診療に必要な口腔ケアの知識」特集

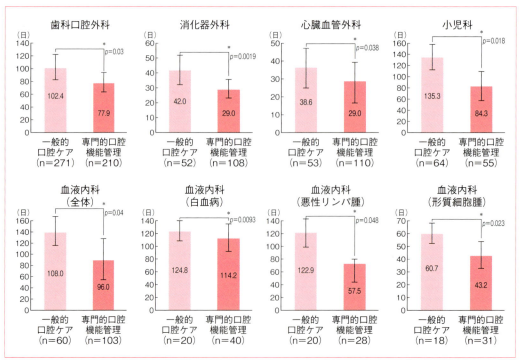

図3-16 専門的口腔機能管理による在院日数短縮の効果　　　　　　　　　　　　　　（文献18より改変）

一般的口腔ケア管理群：従来の主に看護師により実施されてきた口内清拭など一般的な口腔ケアを受けた群
専門的口腔機能管理群：歯科医師により診査計画され，歯科医師・歯科衛生士により実施された専門的口腔機能管理を受けた群
＊統計処理はすべてMann-whitney test

第4章 介護施設および病院における口腔機能管理の威力

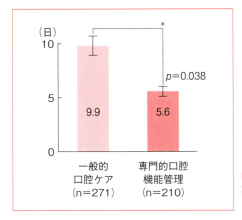

図3-17 口腔機能管理による口腔悪性腫瘍術後の抗菌薬投与期間短縮の効果 （文献18より改変）
＊統計処理はすべて Mann-whitney test

対して，一般的な口腔ケアを実施した場合と，専門的な口腔機能管理[注1]を行った場合における在院日数の違いを検討したものです[18]．

注1：口腔機能管理：単なる清拭だけではなく，歯周ポケット，う蝕，根管内，根尖部，顎骨，唾液腺など，専門領域に対する専門的処置により，口腔の機能をできるだけ正常に保つこと．

図3-16から明らかなとおり，**全科において専門的口腔機能管理群の在院日数が有意に短縮**しています．悪性リンパ腫の化学療法症例に至っては，非管理群の4カ月に対して管理群は2カ月と，在院日数は半減していました．

同研究では，術後の抗菌薬投与期間についても検討されています．**口腔悪性腫瘍患者の術後抗菌薬投与期間は，一般的口腔ケアの場合は9.9日であったのに対し，専門的口腔機能管理の場合は5.6日と有意に短縮していました**（図3-17）．

米山氏らの報告により，看護師や介護士による一般的口腔ケアにおいても肺炎発症率は低下しましたが，千葉大学の介入試験は**専門的口腔機能管理が一般的口腔ケアを大きく上回る効果をもっている**ことを明らかにしています．

3 リハビリ歯科開設により肺炎減少と在院日数短縮をもたらした足利赤十字病院

千葉大学の介入研究による華々しい成果は，歯科顎口腔外科の尽力により達成されていますが，このような専門科を持たない一般市中病院はどうすれば良いのでしょうか？この問いに対する答えが，足利赤十字病院から報告されています[19]．

足利赤十字病院は栃木県西部の足利市に位置し，隣接地域を含め人口80万人の診療圏を持つ中核病院です（555床，紹介率72%，平均在院日数13日以内，黒字経営）．

2010年10月に，新しく「リハビリ歯科」が開設され，**歯科医師1名と歯科カート1台による病棟での口腔内検診・処置が**スタートしました．

2011年より，歯科による病棟口腔ケアが本格化し，**看護師教育も開始**されました．同

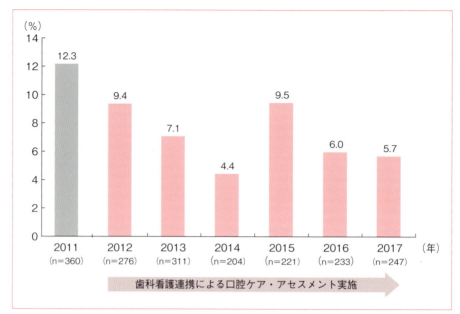

図 3-18　足利赤十字病院における脳卒中患者の誤嚥性肺炎発症率の年次推移[19]

年11月には，歯科衛生士2名が増員され，診療環境も歯科カート3台と歯科ユニット1台に増設されています．この時より，**看護師による口腔ケア・アセスメントが開始**されています（その後人員と診療環境はさらに増強され，現在，専任歯科医師は3名）．

特に目を引くものは歯科による教育システムであり，看護師やリハビリテーションスタッフを対象にした講義と実習が継続的に運営されています．**歯科看護連携により，看護師による入院患者の口腔ケア・アセスメント実施率は，2014年より毎年100%を達成**しています．

この教育成果はさまざまな場面で効果を発揮しており，例えば，**がん周術期患者789名**[注1]**の術後肺炎併発は，わずかに3名（0.4%）**だったそうです．

注1：消化器疾患，産婦人科疾患，泌尿器疾患，頭頸部疾患，呼吸器疾患，肝胆膵疾患など複数の診療科の全がん周術期患者

脳卒中患者の誤嚥性肺炎発症率については，当初は年間12.3%であったのに対し，リハビリ歯科チームの介入と口腔ケア・アセスメントの実施後は改善し，**2017年は5.7%まで低下**していました（図3-18）．ちなみに，2015年に発表されたメタ解析研究によると（64本の研究論文，対象患者数639,953名）[20]，脳卒中関連肺炎の発症率は14.3%（95% CI 13.2〜15.4, I^2=98.9%）であったことが報告されていますので，足利赤十字病院の5.7%はその半分以下であることがわかります．

小松本院長による医療経営面での試算は，驚くべき内容です．**脳卒中患者が誤嚥性肺炎を併発すると平均在院日数は57日でしたが，併発しない場合は27日で退院**できています．この結果から，**ベッドの稼働率倍増による脳卒中患者の新規受け入れは32人**になり，

年間 3,500 万円の増収を見込めるそうです．

　さらには，リハビリ歯科介入後，平均在院日数は 0.8 日短縮し，入院診療単価は 5,600 円増加．この結果，病院全体では 11 億 3,400 万円の増収になるという試算結果が出ています．

　歯科医師と歯科衛生士による専門的口腔機能管理は，病院における感染症併発予防に絶大な威力を発揮しますが，歯科看護連携による口腔ケア・アセスメントの実施と教育もまた，肺炎発症の軽減を通じて在院日数の短縮や医療経営面の改善をもたらすことがわかります．医科と歯科の連携がこの国にもたらす恩恵は，途方もないものになることでしょう．

病院で期待される歯科看護連携　糖尿病 TIPS ⑤

　最近は，一般病院や介護施設でも「口腔ケア」という言葉がよくきかれるようになりました．しかし，千葉大学の研究から明らかになったとおり，医科スタッフが行う口内清拭と，歯科スタッフが行う専門的口腔機能管理には雲泥の差があるのです．従来の医科教育において，口腔ケアに関する講義と実習はほとんど実施されてきませんでしたから，これは仕方がありません．その意味で，足利赤十字病院が実践している，歯科看護連携による教育プログラムと看護師による病棟アセスメントは，これから進むべき新しい道を示しているといえるでしょう．

参考文献

1) Fernández-Plata R et al., Prevalence of severe periodontal disease and its association with respiratory disease in hospitalized adult patients in a tertiary care center, Gac Med Mex, 151 (5) :608,2015 (published in Spanish).
2) Han YW et al., Term stillbirth caused by oral Fusobacterium nucleatum, Obstet Gynecol, 115 (2) : 442,2010.
3) Han YW et al., Uncultivated bacteria as etiologic agents of intra-amniotic inflammation leading to preterm birth, J Clin Microbiol, 47 (1) : 38-47, 2009.
4) Han YW, Can oral bacteria cause pregnancy complications?, Womens Health, 7 (4) : 401, 2011.
5) Han YW et al., Interactions between periodontal bacteria and human oral epithelial cells: Fusobacterium nucleatum adheres to and invades epithelial cells, Infect Immun, 68 (6) : 3140, 2000.
6) Han YW et al., Fusobacterium nucleatum induces premature and term stillbirths in pregnant mice: implication of oral bacteria in preterm birth, Infect Immun, 72 (4) : 2272, 2004.
7) Aagaard K et al., The placenta harbors a unique microbiome, Sci Transl Med, 6 (237) :237 ra65, 2014.
8) Lemierre A, On certain septicaemias due to anaerobic organisms, Lancet, 227: 701, 1936.
9) Hagelskjaer K and Prag J, Lemierre's syndrome and other disseminated Fusobacterium necrophorum infections in Denmark: a prospective epidemiological and clinical survey, Eur J Clin Microbiol Infect Dis, 27 (9) : 779, 2008.
10) 海保景子ら, 血液培養より Fusobacterium necrophorum が単独で分離された咽後膿瘍の一例. 日本臨床微生物学会, 18 (3): 184, 2008.
11) Daito H et al., Impact of the Tohoku earthquake and tsunami on pneumonia hospitalisations and mortality among adults in northern Miyagi, Japan: a multicentre observational study, Thorax, 68: 544, 2013.
12) 大東久佳, 東日本大震災の教訓から次に備える　震災後の肺炎アウトブレイクを防ぐために. 週刊医学界新聞, 第3131号, 2015 (http://www.igaku-shoin.co.jp/paperDetail.do?id＝PA03131_02).
13) Matsuoka T et al., The impact of a catastrophic earthquake on morbidity rates for various illnesses, Public Health, 114 (4) :249, 2000.
14) Nishikiori N et al., Timing of mortality among internally displaced persons due to the tsunami in Sri Lanka: cross sectional household survey, BMJ, 332 (7537) :334, 2006.

15) 元番組は BS TOMORROW で 2014 年 7 月 26 日に放映された "The Mystery of the Pneumonia Epidemic（肺炎蔓延の謎）"（http://nishida-wataru.com/blog/1817.html）．
16) Yoneyama T et al., Oral care and pneumonia, Oral Care Working Group, Lancet, 354（9177）: 515, 1999.
17) 日本医師会，特集 日常診療に必要な口腔ケアの知識．日本医師会雑誌，144（3），2015．
18) 丹沢秀樹，口腔機能の管理による効果 千葉大学医学部附属病院における介入試験結果．中央社会保険医療協議会総会（第259回）専門委員提出資料，厚生労働省，2013（http://www.mhlw.go.jp/stf/shingi/0000030116.html）．
19) 小松本悟，シンポジウム 医科歯科連動ビジョン：足利赤十字病院における医科／歯科連携について．日本在宅医学会第20回記念大会（大会長 川越正平），東京，2018．
20) Amit K et al., How Is Pneumonia Diagnosed in Clinical Stroke Research? A Systematic Review and Meta-Analysis, Stroke, 46:1202, 2015.

第IV編

炎症でつながる歯周病と糖尿病

第1章 症例から学ぶ 歯周病と糖尿病の深いかかわり

　本編では，糖尿病を切り口として歯周病が全身に与える影響を"慢性微小炎症"の視点から考察します．糖尿病と歯周病は慢性的に持続する微小炎症を介してつながっており，相互に強い影響を与えあっています．慢性微小炎症はインスリン抵抗性を惹起することで，血糖値を上昇させるからです．

　裏を返せば，歯周病治療により慢性微小炎症が消退すれば，血糖値は改善することになります．この仮説を証明する臨床研究の代表例として，ヒロシマ・スタディを紹介します．そして，慢性微小炎症の消退がもたらす恩恵は，血糖値の改善だけに留まりません．ヒサヤマ・スタディは，CRP 0.1 mg/dL 程度の極低レベルの炎症が，糖尿病や心筋梗塞の発症リスクを数倍増加させることを報告しています．

1 歯周病と糖尿病は炎症を通してつながる

　糖尿病患者がインフルエンザや肺炎，膀胱炎などを併発し発熱すると，血糖値は急激に上昇します．炎症細胞から分泌される炎症性サイトカインが，インスリン抵抗性を増大させ（インスリンの効きが悪くなる），血糖値を上昇させるのです．

　最近の研究によると，2型糖尿病そのものも，脂質を過剰に貯め込み大型化した脂肪細胞が慢性的な脂肪組織の炎症を引き起こしていることが，原因の1つであると考えられています．

　一方，歯周病は歯周組織において嫌気性細菌を主体とした感染が起こり，免疫細胞から炎症性サイトカインが分泌されます．ここで大切なことは，歯や歯肉は豊富な血管網で裏

なぜ口腔ケアが大切なのか？　　　　　　　　　　糖尿病 TIPS ①

　歯周病は細菌感染症による歯周組織の炎症であり，糖尿病は脂肪組織の炎症がその背景にあります．いずれの病態にも，慢性的に続く微小炎症が存在しており，その際に分泌される炎症性サイトカインがインスリン抵抗性をもたらすのです．

　患者さんが「歯周病と糖尿病は炎症でつながる」ことを理解できれば，口腔ケアの大切さをより深く理解してもらえることでしょう．

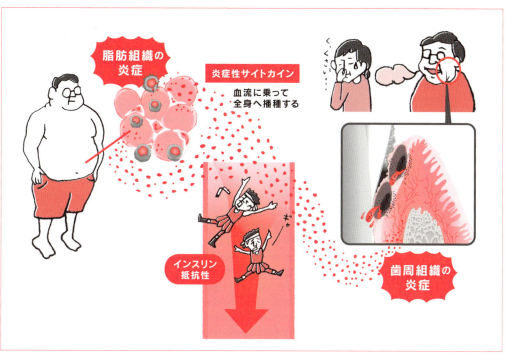

図 4-1 微小炎症を介してインスリン抵抗性を慢性的に惹起する脂肪組織と歯周組織の炎症

打ちされているため，歯周病によりひとたび出血が起これば菌体成分や菌体外毒素，炎症性サイトカインなどが，血流に乗って全身に播種してしまうという点です．

歯周組織と脂肪組織で起こっている"慢性微小炎症"は，場所こそ違うものの，炎症性サイトカインを通じてインスリン抵抗性を惹起し，結果として血糖値を上昇させるという，同じ病態を有しているのです（図 4-1）．

インフルエンザや肺炎など高熱をきたす感染症に比べれば，歯周病はごく軽微な炎症ですが，5年，10年と長期にわたり持続する点において，糖代謝にとってはより大きな脅威となります．

症例3：歯周基本治療により劇的に改善した2型糖尿病の症例

まず，糖尿病と歯周病が，炎症で密接に結ばれていることを象徴する一例をご紹介しましょう．

42歳の男性．関節リウマチと糖尿病の治療のため，34歳から大学病院に通院していました．39歳の時にHbA1cが11.4％まで悪化したため，糖尿病内科外来でインスリンを導入されています．その後，HbA1cは6.2％まで改善しましたが，次第に増悪し，HbA1c 10％台が続いたため，糖尿病内科に入院しました．

入院当日，研修医が行った問診から「毎朝歯茎からの出血で枕が赤く染まる」ことが明らかになりました．ただちに歯科口腔外科を紹介したところ，重度の歯周病が認められ，上顎と下顎の2回に分けて歯科衛生士による歯周基本治療が行われています．

第Ⅳ編 炎症でつながる歯周病と糖尿病

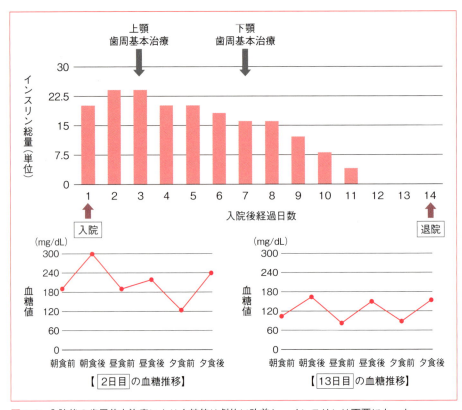

図 4-2 入院後の歯周基本治療により血糖値は劇的に改善し，インスリンは不要になった

　入院当初は，インスリン頻回注射を行い，食事制限を行っていたにもかかわらず，血糖日内変動は200～300 mg/dLと高値で推移していました．しかし，歯周基本治療が完了した頃から，血糖値は急速に改善し，インスリン投与量はこれにあわせて減少（図4-2）．退院2日前にインスリンは不要となり，内服薬1剤のみで退院することになりました．

　退院後の変化は，さらに驚くべきものでした．わずか1カ月で，HbA1cは10.5％から7.8％まで改善し，体内の炎症状態を現す**血清CRP（C Reactive Protein：C反応性タンパク）は，入院時の0.35 mg/dLから0.16 mg/dLまで半減**していたのです（表4-1）．

　以上より，**歯周基本治療により慢性微小炎症が消退した結果，インスリン抵抗性が減弱**

歯周基本治療の力　　　　　　　　　　　　　　　　　　　　糖尿病 TIPS ②

　症例3は，歯科衛生士による歯周基本治療を契機として，劇的に血糖値が改善しました．その背景にあるものは，歯周治療による"炎症消退"です．微弱な炎症が半減（CRPが0.35 mg/dLから0.16 mg/dLまで低下）することで，インスリン抵抗性が減弱し，結果としてHbA1cの低下をもたらしたのです．この事実からも，歯周基本治療は驚くべき力をもっていることがわかります．

表 4-1 退院後の変化
退院 1 カ月後，血清 CRP の低下とともに HbA1c は著明に改善した．

	入院日	1 カ月後
HbA1c（％）	10.5%	7.8% ↓
CRP（mg/dL）	0.35	0.16 ↓
治療費 （自己負担＋保険料）	インスリン 25,400 円	内服薬 582 円 ↓

し，<u>高血糖が改善した</u>ものと考えられます．

　白状すると，本症例の外来主治医は筆者でした．当時は，患者の口腔内を観察しても扁桃以外に興味はなく，「視れども見えず」の状態にありました．しかも，入院前の外来では「患者によかれ」との思いで，インスリン治療を選択しており，薬剤治療費は管理料も含めると毎月 25,000 円以上にも及んでいました．適切な歯周治療を受けた後の薬剤費は，毎月 500 円少々，治療費は約 1/50 となり，当時の筆者はおおいに反省したものです．以来，外来では患者の口腔内を努めて観察するようにしています．

　本症例は，体の中でくすぶっている"慢性炎症"を見つけだし，その火種を解除しなければ，最強といわれるインスリン製剤をもってしても，内科医は炎症によるインスリン抵抗性に打ち勝てないことを教えてくれました．

　そして，退院後の経過において，この患者はさらなる気づきを筆者に与えてくれたのです．

2　歯周基本治療により味覚が回復し偏食も改善された

　退院数カ月後，外来でこの患者が語った言葉を今でもよく覚えています．「先生，歯周病を治療してもらったら，ご飯がすごくおいしくなった．入院する前は，やたらと脂っこいものや，甘いもの，味の濃いものばかりが欲しかったけれど，歯がよくなるとご飯や野菜，納豆のおいしさがわかるようになったよ．すると自然に痩せてきたし，不思議と体も動かしたくなってきた．最近，フットサルも始めたよ」

　1 カ月で HbA1c が 3％近く改善した背景に，食事療法と運動療法があることは間違いありませんが，その**きっかけとなったのは歯周治療**です．歯科衛生士による専門的口腔ケアは，慢性歯周炎を消退させることで高血糖を改善するだけではなく，**"味覚の正常化"を通して，患者を正しい食生活へと導いた**のです．

3　歯科の常識と智慧を医科の栄養指導へと還元する

　義歯不適合や動揺歯による痛みがある場合や臼歯の喪失による咀嚼不良がある時，患者は軟らかく食べやすい果物やアイスクリーム，麺類などに走りがちです．そして，先程の症例のように重度の糖尿病や歯周病による味覚障害があるときは，ハンバーガーやラーメ

第IV編　炎症でつながる歯周病と糖尿病

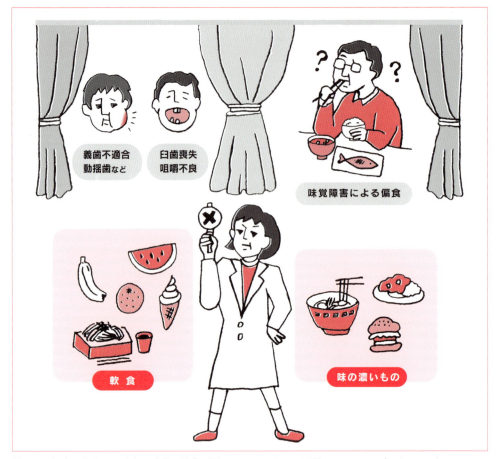

図 4-3　偏食の背景には咬合や味覚の障害が隠れていることに，医科のスタッフは気づいていない

ンなど，濃い味の食事を好んでとるものです（図4-3）．

　歯科にとってはあたりまえの知識だと思いますが，私達医科はこれらの原因に気づくことなく，**"偏食という結果"だけを問題視**します．そして，軟食や味の濃い食べ物は糖尿病を悪化させるので，医師や管理栄養士の多くは，このような食事をしている患者を頭ごなしに叱ってしまう傾向があります．

　例えば，「野菜を食べろ」といわれて，臼歯を失った人が根菜を咀嚼することができるでしょうか？　味覚障害で魚や野菜の味がよくわからない人が，好き好んで和食を食べるでしょうか？

　もちろん，これは無理な話なので，いくら栄養指導を重ねても食生活は改善されず，糖尿病もよくなりません．やがて，患者は栄養指導が嫌になり，医師や管理栄養士自身も，やり甲斐をなくしていきます．

4 健康な味覚と咀嚼は健康な口腔に宿る

　糖尿病の栄養指導は，バランスがとれた栄養素を含む食事を適正なエネルギー量で摂取することを目標にしていますが，これは"**健康な味覚と咀嚼**"を前提にした考えです．両者はあくまでも**健康な口腔だけに宿る**ことを忘れてはなりません．

　これからの栄養指導は，まず最初に咬合や味覚の機能を評価し，障害されている場合はただちに歯科を紹介する姿勢，すなわち"**医科歯科栄養連携**"が求められることでしょう．**正常な口腔機能なくして，栄養指導は成り立たない**からです．

歯科的視点から偏食の理由を探る　　糖尿病TIPS③

　医師や管理栄養士は，"過食や偏食"をきたしている患者を頭ごなしに叱る傾向があります．しかし，人は理由もなく偏食に走るわけではありません．味覚や咬合が損なわれたからこそ，食事が偏ってしまうのです．これからの栄養指導は，偏食という"結果"を叱る前に「なぜそのような状態になったのか？」，歯科的視点からその"理由"を探すことが求められるようになるでしょう．これこそが，"医科歯科栄養連携"です

5 医科歯科と患者の間に共通言語を

　それでは，医科歯科栄養連携を具体的に実現するためにはどうすればよいのでしょうか？このためには，医師，管理栄養士，歯科医師，歯科衛生士の間に**共通言語**を導入しなければなりません．そしてこの共通言語は，医療従事者だけでなく，「患者や家族にとっても理解が容易」である必要があります．

　例えば，咀嚼機能については1972年に山本氏が提唱した「**山本式咬度表（山本式総義歯咀嚼率判定表）**」がその候補として挙げられると思います．

　名前のとおり，山本式咬度表は総義歯を装着した患者の**咀嚼能力を摂取可能食品から評価する**ために開発されました[1]（図4-4）．

　中心には，歯がなくても摂取できるスープがレベル1として存在しており，そこから，外周に向かうほどより高い咀嚼力が必要になるように，全6レベル・29種の食品が配置されています．最外周には，歯があっても咬み合わせが悪くなると食べられなくなる，堅焼せんべい，古たくあん，生あわび，ピーナッツなどが配置されています．このほか，テグス糸を切る，リンゴを丸かじりする，チューインガムをかむなど，咀嚼以外の機能5種も含まれています．

　医療従事者はもとより，患者にも簡単に理解できる内容になっていることから，栄養指導外来での活用が期待されます．

第Ⅳ編 炎症でつながる歯周病と糖尿病

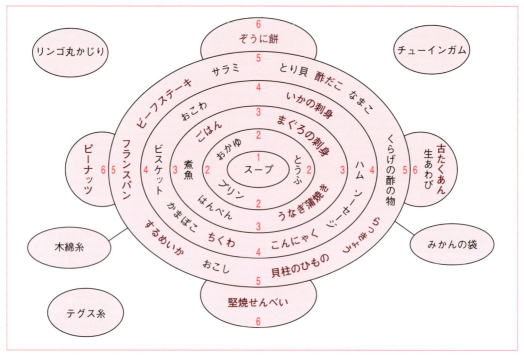

図4-4 山本式咬度表
中心から外周に向かい咀嚼難度順に食品が並んでいる．太字は，8020データバンク調査のアンケート調査票で使用された食品．

医科でも咀嚼力の把握を！

糖尿病 TIPS ④

第Ⅱ編で紹介した"8020データバンク調査"では，山本式咬度表の中から代表的な食品15品目「ピーナッツ，古たくあん，堅焼せんべい，フランスパン，ビーフステーキ，酢だこ，らっきょう，貝柱のひもの，するめいか，いかの刺身，こんにゃく，ちくわ，ごはん，まぐろの刺身，うなぎ蒲焼き」を選び，アンケート調査を実施していました（p.58）．これからは，医科の外来でもこのような質問を行い，咀嚼能力の評価を行うとよいでしょう．咀嚼に問題がある時は，積極的に歯科受診を勧めなければなりません．

第2章 歯周病と糖尿病は慢性微小炎症がつなぐ

1 歯周治療は糖尿病を改善するのか？

　先程提示した歯周治療による改善例は症例報告でしたが，多人数を対象とした介入研究については，これまでさまざまな結果が報告されています．全体の傾向としては，改善効果（HbA1cの低下）があるとする報告が多いのですが，医学会で高い信頼度をもつJAMA誌上において，2013年に歯周治療によるHbA1c改善効果を否定する論文が発表されました[2]．

　エンゲブレットソン（Engebretson）らは，DPTT（Diabetes and Periodontal Therapy Trial：糖尿病と歯周病の治療トライアル）とよばれる研究を立案し，歯周病未治療の糖尿病患者（HbA1c 7％以上9％未満）514名を，コントロール群（n=257）と非外科的歯周治療群（n=257）の2群に分けて，フォローアップを実施しました．統計学的有意差は認められませんでしたが，半年後に歯周治療群のHbA1cが0.17％上昇し，コントロール群の＋0.11％と比較して悪化傾向が認められたため，研究は中断され「非外科的歯周治療はHbA1cを改善しなかった」と結論づけられています．

　本研究の結果と解釈については，2015年の日本内科学会雑誌上において，西村英紀氏（九州大学大学院歯学研究院教授）が内科医向けに発表された見解が参考になります[3]．その論点は下記のとおりです．

- DPTT研究における被験者の平均歯周ポケット長は3.3 mmと，軽度の歯周病患者を対象にしていたため，歯周治療の効果が認められにくかった．
- DPTT研究では治療群の平均BMIは34.7 kg/m^{2}であり，高度肥満に基づく炎症により，歯周炎がマスクされていた可能性がある．
- DPTT研究の治療効果は，歯周病の臨床パラメータのみで判定されており，血中の炎症マーカーが測定されていない．
- ヒロシマ・スタディの結果から，歯周治療によるHbA1c改善には，治療前の炎症状態が影響することがわかっている．

　どうして，歯周治療によるHbA1c改善効果に，研究によって差があるのか？　その理由は，最後に記されているヒロシマ・スタディの研究結果から推測することができます．

2 歯周治療は炎症の消退を通して糖尿病を改善する

　2013年に発表されたヒロシマ・スタディ[4]は，最初に523名の2型糖尿病を対象とし，434名に歯科受診を勧奨しています．うち236名（54%）が歯科を受診しましたが，198名（46%）は歯科を受診しませんでした．最終的には，歯科受診群の160名（68%）が歯周治療対象群，歯科未受診群の118名（60%）がコントロール群となり，3カ月間の観察研究が行われています（歯周治療群はさらに抗菌薬使用の有無により2群に細分化）（図4-5）．

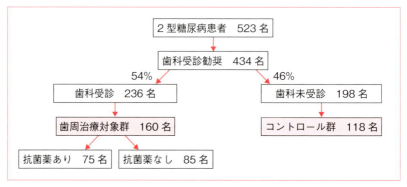

図4-5　ヒロシマ・スタディの研究対象

　歯周治療群，コントロール群はさらにエントリー時のhs-CRP（高感度CRP）値により，CRP高値群（500 ng/mL以上）およびCRP低値群（500 ng/mL未満）に分類されています[注1]．

注1：hs-CRP=hish sensitivity CRP（本書では以後，高感度CRPと表記）．カットオフ値として500 ng/mLが採用された根拠については後述します．

　高感度CRPは，臨床研究や疫学調査ではよく用いられる検査ですが，保険適応を受けていないことから，日常の診療では実施しづらい現状があります[注2]．通常感度のCRPは医科では保険適応があり，実地臨床でも頻用されているため，以後高感度CRP（単位ng/mLもしくはmg/L）は通常感度のCRP値（単位mg/dL）に単位変換して表記します（図4-6）．

注2：現在，臨床検査会社の多くは通常感度CRPの依頼であっても，高感度CRPアッセイ試薬で計測を行い結果を返却しています．両者の見分け方は小数点以下の桁数で，一桁であれば通常感度CRP値，二桁であれば高感度CRP値です．

　単位変換を行うと，ヒロシマ・スタディのCRP高値群は0.05 mg/dL以上，CRP低値群は0.05 mg/dL未満となります．
　ちなみに，医師が肺炎などの感染症を心配しはじめるCRPのレベルは，およそ10 mg/dL以上（2桁）です．感冒などでも5 mg/dL前後まで上昇し，肥満による炎症は1 mg/

歯周病と糖尿病は慢性微小炎症がつなぐ 第2章

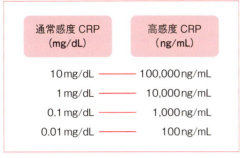

図4-6 通常感度CRPと高感度CRPの単位変換

表4-2 CRP値の目安（著者私見）

正常	0.02 mg/dL 以下
歯周炎	0.3 mg/dL 前後
肥満	1 mg/dL 前後
感冒	3 mg/dL 前後
肺炎	10 mg/dL 以上

表4-3 ヒロシマ・スタディにおける歯周治療介入前後の高感度CRPとHbA1cの変化

	CRP高値群（0.05 mg/dL 以上）				CRP低値群（0.05 mg/dL 未満）			
	CRP (mg/dL)		HbA1c (%)		CRP (mg/dL)		HbA1c (%)	
治療群 抗菌薬あり	n=42				n=38			
	前	3カ月後	前	3カ月後	前	3カ月後	前	3カ月後
	0.19 ±0.22	0.06** ±0.03	7.4 ±1.2	6.9** ±0.9	0.02 ±0.01	0.03 ±0.02	6.9 ±1.4	6.9 ±1.5
治療群 抗菌薬なし	n=33				n=47			
	前	3カ月後	前	3カ月後	前	3カ月後	前	3カ月後
	0.18 ±0.19	0.09** ±0.09	7.4 ±1.2	7.1* ±1.0	0.02 ±0.01	0.04* ±0.04	7.0 ±1.0	6.9 ±0.9
未治療群	n=62				n=56			
	前	3カ月後	前	3カ月後	前	3カ月後	前	3カ月後
	0.22 ±0.20	0.21 ±0.22	7.2 ±1.0	7.1 ±1.0	0.03 ±0.01	0.03 ±0.02	6.8 ±0.9	6.8 ±1.0

** $p<0.001$
* $p<0.05$

（Munenaga Y et al., Improvement of glycated hemoglobin in Japanese subjects with type2 diabetes by resolution of periodontal inflammation using adjunct topical antibiotics: results from the Hiroshima Study, Diabetes Res Clin Pract, 100(1): 53, 2013. 改変）[4]

dLのレベルです（表4-2）.

　筆者の印象では，**歯周病を合併した糖尿病患者のCRPは0.3 mg/dL前後**であり，一般的には無視されるほどの低レベルです（注3）．しかし，先程の症例報告でも示したとおり，ごく低レベルの炎症であってもインスリン抵抗性に影響を与え，血糖値を上昇させることがあるのです．

注3：現行の検査結果報告書において，CRPの基準値は「0.3 mg/dL以下」と記されていることが多いようです．

　それでは，ヒロシマ・スタディの結果を見てみましょう．表4-3に示したとおり，計6つの解析群において**HbA1cが有意に低下した群はCRP高値の治療群のみ**でした．CRP低値群（右側）では，抗菌薬の使用にかかわらず歯周治療を行っても有意なHbA1c改善が認められていない点が重要です．

CRP 高値群の平均 CRP 値は 0.19 mg/dL でしたから，一般の医科は無視するほど低レベルの炎症が，全身の糖代謝に影響を与えていたことがわかります．逆に，歯周病患者でも CPR が低値の場合は，歯周治療を施しても血糖値への影響は認められていません．

以上より，従来の報告において，歯周治療による HbA1c 改善が認められないと結論づけられた研究は，その対象者が全身性の炎症を有していない，もしくは肥満により微弱な歯周病の炎症がマスクされていることが背景にあるものと推察されます．

臨床経過において，HbA1c の改善とともに CRP 値が低下していれば，歯周治療の効果を医科と歯科の双方が認識でき，患者もまた，歯科医院への定期通院の意味を CRP 値の改善を通して理解できるため，<u>医科歯科連携を行う際に"患者の CRP 値を共有する"</u>ことは，大変意義があるものと考えられます．

歯周治療による血糖改善が期待できる場合 　　糖尿病 TIPS ⑤

糖尿病患者に対して歯周治療を行った際，全員の血糖値が改善するわけではないことに留意しておきましょう．全身に波及する炎症が存在しない患者さんの場合，歯周基本治療は HbA1c に影響を与えません．しかし，微小炎症が存在する場合，歯周治療は統計学的有意差をもって HbA1c を低下させることができます．糖尿病改善の観点から考えれば，**体の中に微小炎症を抱えている患者さんこそ歯周治療のよい適応**といえるでしょう．

第3章 慢性微小炎症の恐ろしさ

1 日本が世界に誇る疫学研究「ヒサヤマ・スタディ」

　ヒロシマ・スタディにおける高感度CRPのカットオフ値として 0.05 mg/dL が採用された根拠は，**九州大学の久山町研究**[5]によっています．

　福岡県糟屋郡久山町は，福岡市に隣接した人口約 8,842 人（平成 30 年 5 月 1 日現在）の町であり，国勢調査によると町の年齢構成および就労人口の産業構成は，過去 50 年にわたり全国平均とほぼ同じレベルを維持しています．久山町が平均的な日本人集団を有していることから，九州大学は 1961 年から住民を対象にした脳卒中，心血管疾患，糖尿病，認知症などの疫学調査を継続しているのです．

　久山町研究は，**40 歳以上の住民を対象とした前向きコホート研究**であり，次のような特徴を有しています[6]．

- 受診率：約 80％
- 追跡率：99％以上
- 剖検率：約 80％

　注目すべきは，受診率の高さもさることながら，その**剖検率の高さ**にあります．死因を決定する際に，病理解剖以上に正確な診断方法はありません．一般住民を対象に 70 年近くにわたり，80％ もの剖検を継続している研究はほかに類を見ず，このために「ヒサヤマ・スタディ（The Hisayama Study）」として世界中から高く評価されているのです．

2 微小炎症と心筋梗塞の関係

　住民の高感度 CRP 値と冠動脈疾患発症リスクとの関係を解析したヒサヤマ・スタディは，驚くべき事実を明らかにしています（**表 4-4**）[7]．

　40 歳以上の久山町住民 2,589 名を 14 年間フォローしたところ，129 名の住民に冠動脈イベント（心筋梗塞・冠動脈再形成術・心突然死）を認めました．

　ベースラインにおける**高感度 CRP の中央値は 0.043 mg/dL** であり，四分位で解析が行われていますが，高感度 CRP 0.021 mg/dL 未満を基準にすると，**冠動脈イベントの発症リスクは 0.043～0.102 mg/dL で 2 倍，0.102 mg/dL を超えると 3 倍にも達する**ことが明らかになっています．

表 4-4 高感度 CRP 四分位と冠動脈イベント発生の関係

	高感度CRP (mg/dL)				Trend p
	< 0.021	0.021〜0.043	0.044〜0.102	> 0.102	
n	648	647	645	649	
性・年齢調整ハザード比	1	1.75	2.55	3.96	< 0.0001
多変量調整ハザード比	1	1.60	1.97	2.98	0.0002

CRP 値が 0.1 mg/dL を超えるだけで冠動脈イベントのリスクは 3 倍になる．
調整因子：性，年齢，収縮期血圧，心電図異常，糖尿病，BMI，HDL コレステロール，喫煙習慣，アルコール摂取量，運動習慣

　CRP 0.1 mg/dL という値は，これまでの医療従事者にとって"無視するレベル"でしたが，ヒサヤマ・スタディは微小炎症の恐ろしさを私達に教えてくれています．そして，ヒロシマ・スタディにおける CRP 高値群の平均値が 0.19 mg/dL であり，歯周基本治療後に 0.06 mg/dL まで改善していることから（Δ0.13 mg/dL），**歯周治療は炎症消退を介して冠動脈イベントを抑制する可能性がある**という仮説も十分考えられるでしょう．

　なお，基準となった**高感度 CRP 0.021 mg/dL 未満は，住民の 1/4 しか該当しない**点にも，着目しておきましょう．私達自身の CRP 値が 0.02 mg/dL 以下なのかどうか，他人事ではなく，我が事として捉える必要があります．

3 微小炎症と糖尿病の関係

　ヒサヤマ・スタディは，高感度 CRP 値と糖尿病発症の関係についても，解析しています（図 4-7）[8]．40 歳〜79 歳の住民 1,759 名を 5 年間フォローしたところ，この期間に 131 名が糖尿病を発症しました．

　年齢で調整した糖尿病の累積発症率を高感度 CRP の三分位でみると，男性の場合は CRP 値 0.078 mg/dL 以上で 3.0 倍，女性の場合は CPR 値 0.058 mg/dL 以上で 2.6 倍になることがわかりました．

　CRP 値 0.1 mg/dL 未満の極低レベルの炎症でも，糖尿病発症の危険度は数倍に達するのです．この事実もまた，**歯周治療により糖尿病発症を予防できる可能性**を示唆していると考えられます．

　ヒサヤマ・スタディの 2 つの研究成果は，歯周病と全身疾患の関連を直接解析したものではありませんが，微小炎症が冠動脈イベントや糖尿病の発症に関連している事実は，成人における体内の炎症制御，すなわち歯周治療の重要性を間接的に示しているといえるでしょう．

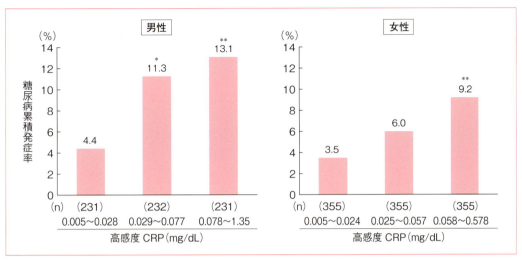

図 4-7　高感度 CRP 三分位と糖尿病累積発症率（年齢調整）の関係
*$p < 0.01$，**$p < 0.005$（第一位との比較）

歯周治療がもつ真の力が明らかになる日　　糖尿病TIPS⑥

　現時点において，糖尿病発症・心血管イベント発症に対して，歯周治療が明らかな抑制効果を示すという研究成果は見あたりません．しかし，ヒサヤマ・スタディとヒロシマ・スタディを参考にすれば，筆者はその効果は十分期待できるのではないかと考えています．糖尿病の改善と発症予防，そして心血管イベントの抑制．今後の研究により，歯周治療がもつ真の力が明らかになる日が来ることでしょう．

参考文献

1) 山本為之，総義歯臼歯部人工歯の配列について　（2）特に反対咬合について．補綴臨床，5：395，1972.
2) Engebretson SP et al., The effect of nonsurgical periodontal therapy on hemoglobin A1c levels in persons with type2 diabetes and chronic periodontitis: a randomized clinical trial, JAMA, 310（23）：2523，2013.
3) 西村英紀，糖尿病の新たな合併症　4）歯周病．日本内科学会雑誌，104（9）：1907，2015.
4) Munenaga Y et al., Improvement of glycated hemoglobin in Japanese subjects with type2 diabetes by resolution of periodontal inflammation using adjunct topical antibiotics: results from the Hiroshima Study, Diabetes Res Clin Pract, 100（1）：53，2013.
5) 梅津加奈子，剖検率100%の町　九州大学久山町研究室との40年．ライフサイエンス出版，東京，2001.
6) 平川洋一郎，清原　裕，久山研究―これまでの総括，Diabetes Journal, 41（2）：9，2013.
7) Arima H et al., High-sensitivity C-reactive protein and coronary heart disease in a general population of Japanese: the Hisayama study. Arterioscler Thromb Vasc Biol, 28（7）：1385-91，2008.
8) Doi Y et al., Elevated C-reactive protein is a predictor of the development of diabetes in a general Japanese population: the Hisayama Study, Diabetes Care, 28：2497，2005.

第V編

糖尿病領域における医科歯科社会連携

第1章 医科歯科連携の黎明期

糖尿病領域における医科歯科連携の歴史を振り返った時，意外にも歯科から医科への投げかけのほうが早かったことがわかります．

1 糖尿病専門医よりも先行した歯科医師の気づき

"歯周病は第6の糖尿病合併症である"という有名な言葉がありますが，これは1993年に歯周病の専門家である歯科医師レー（Löe）が提唱したものです．同氏は，ピマインディアンを対象にした疫学調査を行い，35歳未満の2型糖尿病患者の約半数に進行性歯周病が存在したこと，および糖尿病患者群ではより重度の歯周病変を認めたことを，"歯周病：第6の糖尿病合併症（Periodontal Disease：The sixth complication of diabetes mellitus）"と題する論文で報告しました[1]．

なぜ内科医師ではなく，歯科医師が歯周病を第6の糖尿病合併症として提唱することになったのでしょうか？　その経緯は論文中に述べられてはいませんが，参考となる軌跡がここ日本に残されています．

1961年，正木は日本歯科医師会雑誌上に『歯周病と糖尿病』と題する総説を発表しました[2]．「歯周病と糖尿病との関連性は古くから論じられている」という一行から始まるこの短報には，半世紀以上前とは思えないほど優れた知見が収められています．

正木は「糖尿病と慢性歯周病は別個の疾病であって糖尿病に歯周病が存在していると逆に影響され，また反対に**歯周病は糖尿病の状態を悪化させる**ことがある」と卓見したうえで，糖尿病患者に歯科的処置を行う際の注意点として，海外の文献（Collins と Crane の共著）から次のように引用しています．

歯科医師が先に気づいた歯周病と糖尿病のつながり　糖尿病 TIPS ①

「歯周病が糖尿病の合併症であることは，実は歯医者さんが先に提唱したんですよ．歯医者さんは，じっくりと歯や歯ぐきを観察することで，糖尿病の患者さんのお口の中が，普通とは違うことに気づいたんです」

外来でのこんなお話も，歯科受診を勧める際の小ネタになるかもしれません．

> 1. 糖尿病患者の歯科的処置は内科医師とよく相談せずに行うべきではない．
> 2. 根端周囲感染症のある歯は除去すべきで，根管治療を試みるべきではない．
> 3. 広い範囲の浸潤麻酔はできれば避けるべきである．
> 4. 義歯を調整する際には外傷を避けるために非常な注意を払わねばならない．それは患者のうちには圧迫病のために義歯を装着することが困難なものがあるからである．
> 5. **糖尿病患者はきわめて感染しやすい**ので，抜歯を行う際には外科的無菌処置を行わねばならない．
> 6. 麻酔を必要とするならばまず第一にプロカインによる局所麻酔を選ぶ．亜酸化窒素を使用する際には最も細心の注意を払わねばならない．エピレナミンは大量を用いるべきでなく，この物質は血糖を高める傾向がある．また糖尿病患者ではエーテルを避けるべきで，それは肝臓のグリコーゲンを減少させることがあるからである．
> 7. **膿瘍は目立って糖尿病を悪化させる．膿瘍歯を除去することは全身の健康だけではなく糖質の耐性をも改善する．**
>
> (原文の通り)

歯科医師の先人たちは，まだ血糖測定が一般化していない時代から，糖尿病患者に特徴的な口腔所見やリスクの高さに気づき，観血的処置を行う際には細心の注意を払ってきました．内科医師は検査結果で病状をとらえますが，歯科医師は診察を通して歯や歯肉，歯周組織の微細な変化を感じとります．この違いこそが，歯周病が糖尿病の合併症であることに歯科医師が先に気づき，提唱することにつながったものと思われます．

2 わが国の糖尿病領域における医科歯科連携の芽生え

レー氏の提唱から14年の歳月を経た時，ようやく日本でも大きな動きが生まれました．2005年に日本医師会，日本糖尿病学会，日本糖尿病協会の三者により，日本糖尿病対策推進会議が設立されたのですが，2年後の**2007年，新たに日本歯科医師会が参画**したのです．この四者は現在「幹事団体」とよばれています（図 5-1）．

日本糖尿病対策推進会議には，このほかにも，日本眼科医会，日本薬剤師会，日本看護協会，日本栄養士会，日本理学療法士協会，日本健康運動指導士会，日本腎臓学会，日本病態栄養学会，健康・体力づくり事業財団，日本糖尿病教育・看護学会，日本総合健診医学会，日本人間ドック学会，健康保険組合連合会，国民健康保険中央会が「構成団体」として参加しています（図 5-1）．

眼科医師，薬剤師，栄養士，看護師，理学療法士は構成団体に所属していることから，**糖尿病対策において歯科は多職種の中でも特別な存在**であることがわかります．

そして同年，日本糖尿病協会は糖尿病治療と歯科口腔ケアの連携を強化することを目指し，**登録歯科医制度を整備**しました（図 5-2）．

日本糖尿病協会登録歯科医制度規程の目的には，次のように書かれています．

第Ⅴ編 糖尿病領域における医科歯科社会連携

```
                    幹事団体
    ┌─────────────────────────────────────┐
    │  日本糖尿病学会         日本糖尿病協会    │
    │                                      │
    │  日本医師会            日本歯科医師会    │
    └─────────────────────────────────────┘
                    構成団体
    ┌─────────────────────────────────────┐
    │ 日本眼科医会, 日本薬剤師会, 日本栄養士会, 日本看護協会, 日本理学療法  │
    │ 士協会, 日本病態栄養学会, 日本腎臓学会, 日本糖尿病教育・看護学会,   │
    │ 日本総合検診医学会, 日本人間ドック学会, 健康体力づくり事業財団,    │
    │ 日本健康運動指導士会, 健康保険組合連合会, 国民健康保険中央会      │
    └─────────────────────────────────────┘
```

図 5-1 糖尿病対策推進会議 構成図
日本歯科医師会が幹事団体として参加している点に注目.

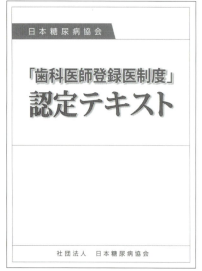

図 5-2 日本糖尿病協会が登録歯科医制度のために発刊した認定テキスト[3]

> 日本糖尿病協会登録歯科医は, 糖尿病と歯周病に関する正確な情報知識を有するため研鑽を積み, 日本糖尿病協会登録医・療養指導医と連携し糖尿病及び歯周病の罹患者の疾病改善に務め, 日本糖尿病協会の活動を支援する.

2007年に動き始めた医科歯科連携 —— 糖尿病 TIPS②

2007年に起きた「日本歯科医師会の糖尿病対策推進会議への参画」と「日本糖尿病協会による登録歯科医制度の発足」は, 糖尿病領域における医科歯科連携の, まさに胎動ともいえるものでした. 2つの出来事をきっかけとして, 日本の医科歯科連携は大きく動き始めます.

このように，2007年は糖尿病領域における"医科歯科連携の誕生元年"であったといえるでしょう．

3 『糖尿病治療ガイド』に歯周病が合併症として登場

日本糖尿病学会は1～2年ごとに『糖尿病治療ガイド』を改訂していますが，<u>2008年版において，初めて糖尿病治療ガイドに歯周病が登場</u>しました（図5-3）[4]．

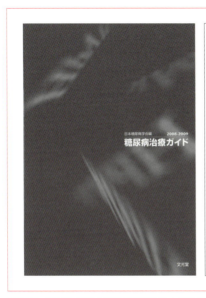

図5-3 2008年版の糖尿病治療ガイドに歯周病が初めて合併症の1つとして登場[4]

「糖尿病合併症とその対策」には，半ページにわたり歯周病の解説が掲載されました．重要な事項を抜粋します．

- 糖尿病患者では歯周病が重症化する．
- 血糖コントロールが不良だと歯周病が増悪しやすく，とくに高齢者，喫煙者，肥満者，免疫不全者では罹患率が高い．
- 歯周病が重症であるほど血糖コントロールは不良となる．
- 局所治療にて歯周組織の慢性炎症を改善すると，インスリン抵抗性が減弱し，血糖コントロール状態が改善することが報告されている．

また，「専門医に依頼すべきポイント」の1つとして歯周病が新たに選ばれ，次のように記載されています．

第V編 糖尿病領域における医科歯科社会連携

> 初診時に必ず歯科に依頼する．以後も定期的に歯科を受診させ，必要に応じ治療を受けさせる．

「初診時には必ず歯科を紹介し，以後も定期的に歯科を受診するよう患者を指導する」と，驚くほど強い表現で歯科受診の必要性が説かれています．2010年版では，この表記は次のように改定されました[5]．

> 歯周病と糖尿病には密接な関係があることがわかってきている．初診時に歯肉の出血，腫脹が認められる場合は，歯科を受診させることが望ましい．日頃から糖尿病に関して歯科医と連携を保っておくことが重要である．

2008年版では「必ず」となっていたところが「歯肉の出血，腫脹が認められる場合」と限定されたことは，後退したようにも見えますが，筆者は"歯肉の出血と歯肉腫脹の有無をチェックする"よう医師に求めている点において，むしろ糖尿病学会側の理解は進んでいると捉えています．そして，初めて"糖尿病領域における歯科連携の重要性"が明記されました．以後，この記述は最新の2018年版[6]までそのまま引き継がれています．

糖尿病TIPS③ 『糖尿病治療ガイド』の先進性

1993年，歯科医師のレー氏が「歯周病は糖尿病の第6の合併症」であることを提唱してから，時を隔てること15年．2008年に，ようやく『糖尿病治療ガイド』に歯周病が合併症として登場したのは，いささか遅すぎる「日本デビュー」といえるかもしれません．しかし，日本糖尿病学会がこの時から「歯科受診と歯科連携の必要性」を『糖尿病治療ガイド』中で力強く説いていることは，賞賛に値すると思います．

第2章 歴史的な足跡を残した2016年

これまでの基盤をもとにして，2016年は歴史に残る3つの動きが生まれました．

1 日本糖尿病学会が診療ガイドラインにおいて歯周治療を推奨

日本糖尿病学会が発行する，2016年版の『糖尿病診療ガイドライン』[7]において，「歯周治療は血糖コントロールの改善に有効か？」という問いに対して「2型糖尿病では歯周治療により血糖が改善する可能性があり，推奨される．推奨グレードB（合意率95％）」と明記されました．その解説の一部を引用します．

> メタアナリシスでは解析対象とする文献の相違があるものの，共通して歯周基本治療（主としてスケーリング・ルートプレーニング）の術後にHbA1cが0.38〜0.66％低下することが示されている．代表的な解析として，コクランデータベースに掲載された解析では3件のRCT（Randomized Controlled Trial：ランダム化比較試験）から歯周治療によりHbA1cが0.40％低下することを算出している．また，2013年にアメリカ歯周病学会誌に掲載された解析では研究6件（報告5件）が対象となり歯周治療によりHbA1cが0.65％，空腹時血糖が9.04 mg/dLの低下を算出している．また，抗菌薬の併用をしない歯周治療によってもHbA1cが0.64％低下することを報告しているメタアナリシスもある．
>
> これらの報告を踏まえ，本ガイドラインでは糖尿病患者への歯周治療を推奨しており，これは日本歯周病学会のガイドラインとも見解が一致している．

これまでの研究報告から，**歯周基本治療によりHbA1cは0.4〜0.7％低下する**ことが明らかになっており，日本糖尿病学会は「糖尿病患者への歯周治療を推奨する」と，ガイドライン上において高らかに宣言したのです．しかも，この宣言は日本歯周病学会と足並みをそろえて行われている点が目を引きます．

2 厚生労働省が糖尿病患者に対する積極的歯周治療のために新診療報酬を収載

上述の日本糖尿病学会と日本歯周病学会の連携を踏まえたものと思われますが，平成28（2016）年度の診療報酬改定において，新たな歯科診療報酬として"歯周病処置（糖尿病を有する患者に使用する場合）【略称：P処(糖)】"が登場しました．

従来，歯周病治療にあたり最初から抗菌薬投与（ミノサイクリンの歯周ポケットへの局所注入）を行うことは，保険上認められていませんでした．歯周基本治療終了後に臨床症

第Ⅴ編 糖尿病領域における医科歯科社会連携

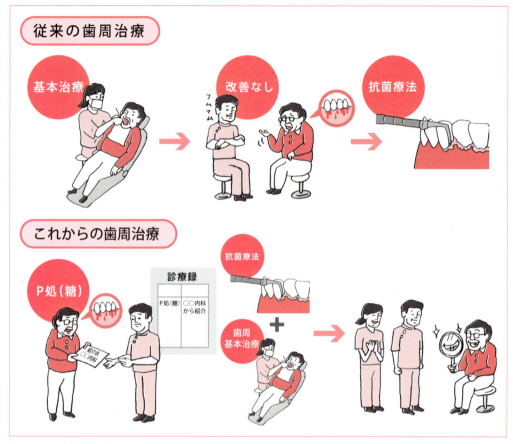

図 5-4　P 処(糖)の意義

状の改善が認められない場合に限り，抗菌薬の保険適用が認可されていたのです．

しかし，P 処(糖)の登場により，**糖尿病患者の場合は特例として歯周治療と平行しながら抗菌療法を初期より併用することが可能**になりました．ただし，この特例は医科から紹介された場合に限られており，歯科レセプトには紹介元医療機関名を記載することが義務づけられています（図 5-4）．

糖尿病領域における医科歯科連携を推進させるためには，P 処(糖)の活用が効果的と考えられますが，いまだにその存在と意味を知らない医師や歯科医師が多数存在します．第Ⅳ編で解説したとおり，歯周病による慢性炎症は糖尿病治療に抵抗性を示します．歯周病を合併した糖尿病患者が，必要性があれば速やかに抗菌療法を受けることができるように，今後は P 処(糖)の存在を歯科はもとより医科側にも周知させる必要があるでしょう．

3　日本糖尿病協会が糖尿病連携手帳の歯科記載項目を大幅に拡充

日本糖尿病協会は，製薬企業や検査機器企業などの協力を得て，糖尿病患者が携帯する『糖尿病連携手帳』[8] を全国の医療機関に無料で配布しています（図 5-5）．

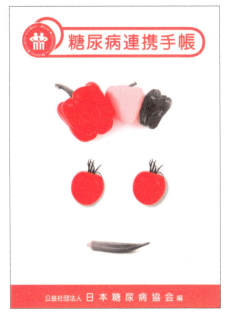

図 5-5　日本糖尿病協会が配布する糖尿病連携手帳

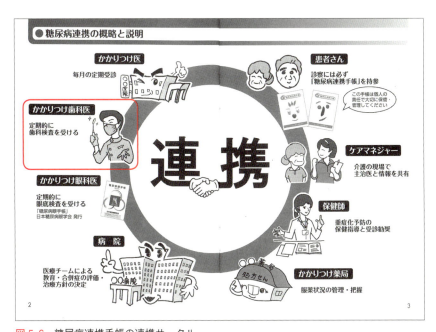

図 5-6　糖尿病連携手帳の連携サークル
　　　　サークルの中には「かかりつけ歯科医」も含まれている．

　糖尿病患者は，受診時にこの糖尿病連携手帳を持参し，主治医は検査結果や治療内容を記載します．
　本手帳は，かかりつけ医，病院，かかりつけ眼科医，かかりつけ歯科医，かかりつけ薬局，保健師，ケアマネジャーなど，多職種が連携しながら患者を支えることを目的として

います．眼科や歯科などを受診する際にも，本手帳を提出することで，すべての関係者が患者の全身状態や治療状況を把握することが可能になっているのです（図 5-6）．

2016 年 1 月まで，本手帳の歯科記載事項は「検査日・施設名・歯周病重症度分類・次回受診月」の 4 項目しか存在しなかったため，現場で有効活用されることは，ほとんどありませんでした（図 5-7）．

しかし，ある糖尿病専門医の取り組みにより，歯科記載項目が大幅に拡充されることになったのです．

嶋田病院（医療法人社団シマダ）は福岡県小郡市の地域中核病院ですが，この地域の糖尿病専門医は同院の内科部長，赤司朋之医師一人だけであったため，「コーディネートナース」とよばれる連携専任看護師を活用しながら，地域全体で医科診療所，歯科診療所，院外調剤薬局の糖尿病診療連携が行われていました．歯科から提供される情報量を増やすため，赤司医師が独自の歯科情報シールを糖尿病連携手帳に貼付し運用したところ，大変好評であったため，2016 年 2 月に行われた糖尿病連携手帳の改訂（第三版）に，この取り組みが反映されることになったのです（図 5-8）[9]．

この結果，歯科の記載項目は 14 項目となり（図 5-9），眼科医の記載スペースと同等になりました．

2016 年に起こった医科歯科連携の 3 つの動き　　糖尿病 TIPS ④

2016 年は，糖尿病領域の医科歯科連携において，歴史的転換点となった年でした．日本糖尿病学会は，『糖尿病診療ガイドライン』において糖尿病患者への歯周治療を推奨し，日本糖尿病協会は『糖尿病連携手帳』の歯科項目を一気に 14 項目まで拡充しました．そして，厚生労働省は歯科診療報酬に新たに『P 処（糖）』を収載し，易感染性を有する糖尿病患者への積極的抗菌療法を可能にしたのです．これらの動きを患者さんにも説明できるように，順序立てて理解しておきましょう．

検査項目	検査日	施設	結果
神経障害	／		
頭部CT･MRI	／		
頸動脈エコー	／		狭窄 % 肥厚 mm プラーク あり なし
baPWV/ABI	／		
心電図･エコー（安静・負荷）	／		
栄養指導	／		
足チェック	／		
胸部レントゲン	／		
腹部エコー	／		
便潜血	／		
胃カメラ･透視	／		
腹囲	／		cm
治療内容・療養指導のポイント			

眼底検査　検査日 ／　施設
右眼　網膜症：なし・単純・増殖前・増殖
黄斑浮腫：有・無
所見の悪化：有・無
光凝固：未・済
矯正視力、他：
左眼　網膜症：なし・単純・増殖前・増殖
黄斑浮腫：有・無
所見の悪化：有・無
光凝固：未・済
矯正視力、他：
次回受診　ヶ月後

歯周病　検査日 ／　施設
なし・軽症・中等症・重症
次回受診　ヶ月後

検査結果

●合併症に関する検査の時期は、合併症の状態により変わります。

19

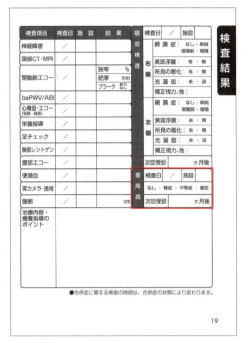

図 5-7　旧版の糖尿病連携手帳
歯科の記載項目は 4 つのみ.

眼科・歯科

眼科		
施設		
眼科医		
検査日	／　／	
右眼	網膜症：	なし・単純 増殖前・増殖
	黄斑浮腫：	なし・あり
	所見の悪化：	なし・あり
	光凝固：	未・済
	矯正視力、他：	
左眼	網膜症：	なし・単純 増殖前・増殖
	黄斑浮腫：	なし・あり
	所見の悪化：	なし・あり
	光凝固：	未・済
	矯正視力、他：	
次回受診	ヶ月後	
備考		

歯科	
施設	
歯科医師	
検査日	／　／
歯周病	なし・軽・中・重
口腔清掃	良・普通・不十分
出血	なし・時々・あり
口腔乾燥	なし・あり
咀嚼力	問題なし・問題有り
現在歯	（　　）歯
インプラント	なし・あり
義歯	なし・あり
症状	改善・変化なし・悪化
次回受診	ヶ月後
備考	

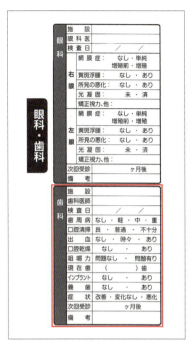

図 5-8　第三版で歯科記載項目が大幅に拡充された糖尿病連携手帳
眼科のスペースと同等になった.

1. 施設名
2. 歯科医師名
3. 検査日
4. 歯周病（なし・軽・中・重）
5. 口腔清掃（良・普通・不十分）
6. 出血（なし・時々・あり）
7. 口腔乾燥（なし・あり）
8. 咀嚼力（問題なし・問題有り）
9. 現在歯数
10. インプラント（なし・あり）
11. 義歯（なし・あり）
12. 症状（改善・変化なし・悪化）
13. 次回受診月
14. 備考

図 5-9　糖尿病連携手帳（第三版）に登場した歯科記載項目

第3章 診療情報連携共有料の誕生

続く2018年は，厚生労働省の尽力により，医科歯科連携を強力に推進するための仕組みが生まれました．この流れの向かう先を見据えたうえで，今後私達がより良い健康な国づくりを目指すにはどうすればよいのか．社会も巻き込む新しい連携の形を探ってみましょう．

1 2018年 厚生労働省が歯科医科連携のために新診療報酬を収載

平成30年度（2018年）の診療報酬改定において，全く新しい診療報酬が収載されました．その名を"診療情報連携共有料"とよび，対象患者は次のように指定されています[10]．

> **慢性疾患**などを有する患者であって，歯科治療を行う上で特に**検査値や処方内容**などの診療情報を確認する必要がある患者

慢性疾患の代表が糖尿病であることは，言うまでもありません．そして，**この診療情報連携共有料は医科点数表と歯科点数表の双方に登場し，点数は120点が設定されている**のです．2つの解説を見比べてみましょう[10]．

> 歯科診療を行うにあたり全身的な管理が必要な患者に対し，患者の同意を得て，別の医療機関で行った**検査の結果，投薬内容等の診療情報**について，**文書により提供を求めた場合**に，3月に1回に限り算定する．

「歯科」診療報酬点数表における診療情報連携共有料の説明（一部表現を改変）

> **歯科医療機関からの求めに応じ**，患者の同意を得て，**検査結果，投薬内容等**を文書により提供した場合に，3月に1回に限り算定する．

「医科」診療報酬点数表における診療情報連携共有料の説明（一部表現を改変）

診療情報連携共有料のポイントは4つあります．

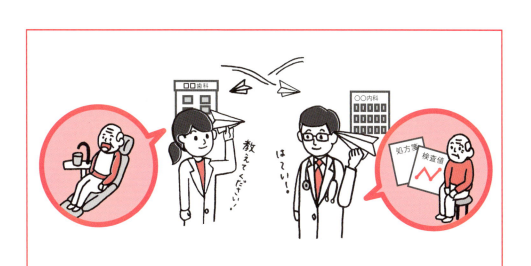

図 5-10　診療情報連携共有料は**歯科からの投げかけ**によって始まる

- 慢性疾患患者について，**歯科側から医科に**照会する．
- 照会の内容は**検査結果および投薬内容**など．
- 照会した歯科，および返答した医科の**双方に 120 点**を与える．
- 照会は **3 カ月に 1 回**行うことができる（3 カ月間隔で照会可能）．

この中で最も重要なポイントは「歯科から先に照会を投げかける必要がある」という点です（図 5-10）．医科から歯科への照会では，診療情報連携共有料は算定できません．ですから，これは「医科歯科連携」ではなく，「歯科医科連携」なのです．

実際に歯科から照会を受けた医科側は，具体的に返答文書に何を記載すればよいのでしょうか？　これについては，全国保険医団体連合会が行った疑義照会に対する回答が参考になります[11]．

- 患者氏名，生年月日，連絡先
- 診療情報の提供先医療機関名（歯科診療所など）
- 提供する診療情報の内容（検査結果・投薬内容等）
- 診療情報を提供する医療機関名および担当医師名

常識的な項目に加え，「**検査結果と処方内容を添えるのみでよい**」ことがわかります．ここで注意すべきは，従来の診療情報提供料（250 点）との違いです．診療情報提供料は「患者を紹介」した場合のみ算定が許されており，患者紹介を伴わない場合は算定できません．しかし，診療情報連携共有料の場合は，**患者紹介の有無にかかわらず，歯科からの照会に返答すれば算定することが可能**になりました．しかも，必要があれば 3 カ月以上の間隔で照会・返答を繰り返すことができます．

第Ⅴ編 糖尿病領域における医科歯科社会連携

2 診療情報連携共有料が意味するもの

つまり，診療情報連携共有料は「慢性疾患をもつ患者さんを中心にして，歯科と医科が全身状態の変化をお互いに見守り合う」ために誕生した点数といえます．具体的なイメージを掴むため，糖尿病モデルで考えてみましょう．

糖尿病と歯周病治療のため，内科医院と歯科医院に通院しているAさんがいました．歯周基本治療が終わっても，歯周病がなかなか改善しないため，不思議に思った歯科医院の院長先生が患者さんに尋ねると「実は糖尿病で薬を飲んでいるんです…」という事実が発覚します．それは大変ということで，歯科医院の院長は診療情報連携共有料を活用して，かかりつけ内科医に対して照会を行います．

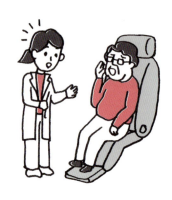

この問い合わせに対して，内科医は「現在のHbA1cは8.0％で，3種類の血糖降下薬を内服中です」と返答します（血液検査結果と処方内容のコピーを添える）．ここで，内科医院でも診療情報連携共有料を算定することができます．

全身状態と内服状況が把握できた歯科医院の院長と歯科衛生士は，「Aさん，歯周病をきちんと治療するとお口の中の炎症が消えて，血糖値まで下がっていくのですよ．お薬も減るかもしれませんから，一緒に頑張りましょう！」と勇気づけを行いながら，改めて歯周治療とブラッシング指導を徹底します．

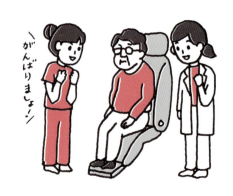

3カ月後には，歯肉からの出血が止まり，歯肉の腫脹や口臭も改善しました．かかりつけ歯科医は，「歯周治療とご本人の努力により，歯周病は見違えるほど改善しました．全身の状態と内服状況はいかがでしょうか？」と再度照会を行います．

これに対して，かかりつけ内科医は「HbA1cは6.8％まで改善しています．このため，内服薬も今月から2剤に減量しました．内服薬の変更はありませんでしたから，歯周治療の効果によるものと思われます．引き続き御加療のほど，よろしくお願いいたします」と，検査結果と処方内容を添えて，返答します．もちろん，3カ月後の照会・返答につい

ても，お互いに診療情報連携共有料を算定することができます．

　かかりつけ内科医からの返答を受け取った歯科医師と歯科衛生士は，「Aさん，よかったですね！糖尿病，見違えるほどよくなっているじゃないですか．お薬も1つ減ってよかったですね．私達も自分の仕事に誇りがもてました，本当に嬉しいです．これからも一緒に頑張りましょうね！」と，Aさんと喜びあうことができることでしょう．

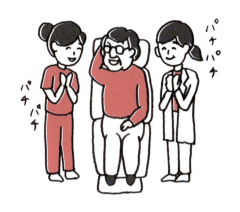

　これまで一般的な歯科診療所では，血液検査を保険適用で行うことができなかったため，患者の全身状態や，歯周治療の裏側で起きている全身の変化を把握することができませんでした．しかし，これからは診療情報連携共有料を活用することで，歯科から医科に対して気軽に照会することが可能になりました．医科側も，検査値と処方内容を添えるだけでよいので，診療業務の負担にはなりません．

　歯科と医科の双方に負担をかけることなく患者さんの診療情報をやりとりし，歯科側にも全身状態とその変化を把握してもらうための仕組みが，診療情報連携共有料なのです．

診療情報連携共有料は歯科医科連携の起爆剤　　糖尿病 TIPS ⑤

　診療情報連携共有料は"慢性疾患"を対象としていますが，その代表格は"糖尿病"といってよいでしょう．糖尿病患者を中心として，歯科と医科がキャッチボールをしながら患者を支えるのです．歯周治療が有効に働けば，血糖値も改善し，患者はもちろん，歯科と医科の双方に気づきと喜びをもたらします．そして，このキャッチボールは「歯科からの投げかけ」によって始めるよう求められています．だから，歯科医科連携なのです．厚生労働省は，**診療情報連携共有料が「歯科医科連携の起爆剤」**となることを期待しているのかもしれません．

第4章 社会との連携

　ここまでは，医科歯科連携を中心にお話してきましたが，筆者は8年間の活動を通じて医科と歯科だけでは決定的に足りないものがあることを実感しています．その足りないものとは社会，すなわち国民との連携です．最後は，医科歯科社会連携について考えてみましょう．

1　国民に向けた医科歯科連携の発信

　2012年，日本糖尿病対策推進会議は，国民に向けた糖尿病と歯周病の啓発ポスターを作成し，全国に配布しました[12]（図5-11）．

　「食事に気をつけても，運動に励んでも，血糖値が下がらない．それ，悪いのはあなたではなく，歯ぐきかもしれません」というメッセージの中央には「食事療法チュー」と「運動療法チュー」の可愛らしい2匹のハムスターが登場しており，説明文が次のように添えられています．

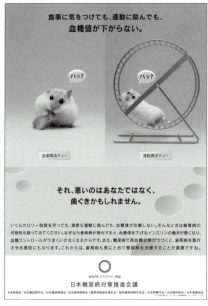

図5-11　日本糖尿病対策推進会議による「糖尿病と歯周病の啓発ポスター」

> いくらカロリー制限を守っても，適度な運動に励んでも，血糖値が改善しない．そんなときは歯周病の可能性も疑ってみてください．なぜなら歯周病が悪化すると，血糖値を下げるインスリンの働きが悪くなり，血糖コントロールがうまくいかなくなるからです．また，糖尿病で高血糖状態がつづくと，歯周病を進行させる原因にもなります．これからは，歯周病も気にとめて糖尿病を治療することが重要ですね．

「歯周病を放置したままにしておくと，いくら食事療法や運動療法に励んでも血糖値が改善しないことがあります．だから，これからは歯周病にも気をつけましょう！」という，国民向けキャンペーンですが，優れたデザインと分かりやすいメッセージを兼ね備えたポスターです（日本医師会のホームページからダウンロード可能）．

医科と歯科の双方が，互いの職域を理解し連携することはもちろん重要ですが，こうして国民に向け，誰でもわかる形で発信していくことは，それ以上に大切なことでしょう．

2 マスメディアからの注目

今や，医科側では歯周治療の重要性を理解し，歯科受診を積極的に推奨する気運が急激に高まっています．さらには，厚生労働省が易感染性を有する糖尿病患者への抗菌療法の必要性を認め，P処(糖)を新たな歯科診療報酬として収載し，加えて歯科医科連携を推進させるために，革新的な診療情報連携共有料を登場させたことは，歴史的な出来事といえるでしょう．

しかし，肝心の国民に目を向ければ，まだまだ口腔衛生管理に対する意識は低く，歯科への定期通院が常識になっているとはいいがたい現状があります．歯科から国民に向けた発信がまずは必要ですが，**歯科単独では訴求力が弱いので「口腔と全身をつなぐ」テーマを設定する**ことがポイントになります．

毎年 11 月 14 日は，"世界糖尿病デー"（インスリン治療を編み出したバンチング博士の誕生日）ですが，11 月 8 日 "いい歯の日" と近接していることから，**糖尿病と歯周病の関係を国民に向けて発信するために 11 月は，絶好のタイミング**といえます．

2016 年 11 月 14 日，筆者の医科歯科連携活動に興味をもった日本経済新聞ビジネスリーダー編集長の取材による「糖尿病を予防したければ歯医者へ行け」と題する記事が日本経済新聞電子版に掲載されました[13]．

記事中では，「糖尿病と歯周病の深い関係」，「歯周病の実態は口腔感染症である」，「歯科衛生士による専門的口腔ケアは入院患者の在院日数を激減させるほどの効果がある」，「歯周治療は体内の炎症を消退させ血糖改善効果をもたらす」，「このため厚生労働省は新しい歯科診療報酬としてP処(糖)を認めた」ことなどが紹介されています．

本記事が掲載された日は，アメリカ大統領選挙が終わった直後であったにもかかわらず，政治経済も含めた全分野の記事中で，週間アクセスランキングは 3 位になりました（1 位と 2 位のテーマはトランプ円安）．歯周病と糖尿病という切り口に対して，これだけ

第 V 編　糖尿病領域における医科歯科社会連携

多くの読者が興味をもったことはメディア界でも注目され，週刊ポストにも後追い記事が掲載されたほどです．

後日談になりますが，この記事が掲載された日，日本経済新聞社内は「編集長，よい記事でした．さっそく歯医者さんに行きますよ！」という声であふれたそうです．

"歯周病と糖尿病"というテーマには，**多くの国民の心を動かし，行動変容まで起こす**力があるようです．

3　医科と歯科の連携は緯糸（よこ），社会との連携は経糸（たて）

筆者は，講演活動の中でも市民や県民を対象とした公開講座に力を入れています．専門家相手の講演とは異なり，会場の空気や質疑応答を通して，演者に反響が直接跳ね返ってくるからです．

かつての筆者自身もそうでしたが，日本国民の多くは「なぜ口腔を清浄に保つことが重要なのか？」，「なぜ歯磨きや歯間清掃が必要なのか？」，この根源的な疑問に対する説明を受けていません．**知らないのではなく教えられていない**のです．

本書に掲載している内容を講演で市民にわかりやすく伝えると，聴衆の多くは目を輝かせて聴き入り，「今日のお話は目から鱗でした．来週から歯医者さんに行きます！」と帰りがけに，みなさんが声をかけてくださいます．

日本経済新聞の例からもわかるとおり，"糖尿病と歯周病"は誰もが心の中で気にとめているテーマです．言い換えれば，"糖尿病と歯周病を改善もしくは予防するための知識と智慧"を，国民は求めています．

筆者は，その期待に応えるため，歯科外来患者向けの雑誌[14]や，8020推進財団が発行する雑誌[15]に市民向けの解説記事を寄稿し，書籍[16]も上梓しました．

正しい知識の獲得により地域住民が歯科定期通院に目覚めれば，口腔の炎症消退を通してインスリン抵抗性は減弱し，血糖値は改善する方向に向かうことでしょう．そして，**医科と歯科のスタッフが，歯周病と糖尿病が改善した患者さんから喜びの笑顔と感謝の言葉を受け取ったとき，初めて医科歯科と社会が結ばれる**はずです．厚生労働省が用意した「P処（糖）と診療情報連携共有料」の真の意義は，患者さんが医療従事者に教えてくれるに違いありません．

患者の向こうには家族があり，その彼方には社会が広がっています．医科歯科連携を緯糸（よこ）とすれば，社会は経糸（たて）．緯糸と経糸が通い合うことで，初めてばらばらの糸は布となり，その織り模様は人々が健康な口（健口）を通して健やかさと幸せ（健幸）に至るための智慧を語り始めることでしょう．

参考文献

1) Löe H, Periodontal Disease The sixth complication of diabetes mellitus. Diabetes Care, 16：329-334, 1993.
2) 正木 正, 歯周病と糖尿病. 日本歯科医師会雑誌, 14(2)：10-11, 1961.
3) 日本糖尿病協会, 歯科医師登録医制度 認定テキスト. 2007
4) 日本糖尿病学会, 糖尿病治療ガイド 2008-2009. 文光堂, 東京, 2008.
5) 日本糖尿病学会, 糖尿病治療ガイド 2010. 文光堂, 東京, 2010.
6) 日本糖尿病学会, 糖尿病治療ガイド 2018-2019. 文光堂, 東京, 2018.
7) 日本糖尿病学会, 糖尿病診療ガイドライン. 2016.
8) 日本糖尿病協会, 糖尿病連携手帳（PDF）. http://www.nittokyo.or.jp/patient/goods/handbook.html.
9) 赤司朋之, 日本糖尿病協会ウイリアム・カレン賞. 月刊糖尿病ライフ さかえ, 56（10）：19, 2016.
10) 厚生労働省, 中央社会保険医療協議会 総会（第389回）資料.（http://www.mhlw.go.jp/stf/shingi2/0000193003.html）
11) 全国保険医団体連合会, 新点数・介護報酬 Q&A レセプトの記載. 月間保団連臨時増刊号, No.1269, 2018.
12) 日本糖尿病対策推進会議, 糖尿病と歯周病啓発ポスター（http://dl.med.or.jp/dl-med/tounyoubyou/H24_diabetes_pd.pdf）, 2012.
13) 小板橋太郎, 糖尿病を予防したければ歯医者へ行け. 日本経済新聞電子版, 11月14日, 2016.
14) 西田 亙, Dr. にしだわたるの糖尿病1分間クリニック. 患者さんと歯科医院の笑顔をつなぐ歯科情報誌 nico, 2018年1月号より連載中.
15) 西田 亙, 糖尿病になったら歯医者さんへGO! 8020推進財団会誌「8020」, No.17：52, 2018.
16) 西田 亙, 糖尿病がイヤなら歯を磨きなさい. 幻冬舎, 東京, 2018.

＊本書の写真はすべて許諾を得て掲載しています．

Design/はんぺんデザイン　Illustration/藤田泰実，青木出版工房

おわりに

「健口が健幸を育む」これが，自身の経験と，8年以上にわたる歯科の学びを通して，著者が掴んだ真理です．私たちの体内を貫く，1本の消化器は口腔から肛門まで連続しています．口は，食べ物の入口であると同時に，外界と口腔に潜む細菌の入口でもあります．

"バイ菌の入口と出口，どちらが大切ですか？"と尋ねれば，小学生でも入口と答えるに違いありません．しかし，日本人は肛門を清潔にすることにはご執心であっても，口腔についてはこれまでなぜか無関心でした．結果として，私たちの歯は50代を過ぎると雪崩のように抜けていき，80代になると2割もの人々が無歯顎になってしまうのです．

歯周病を放置し歯を失うことが，どれほどの悪影響を全身に及ぼすのか？本書は，さまざまな学術研究に基づき，その恐ろしさを明らかにしています．全編に目を通していただければ，「今晩から就寝前の歯磨きと歯間清掃を始めたい！」と思っていただけることでしょう．

8020を達成した人々は歯並びが良く，咬む力と唾液の緩衝能力は20代の若者なみ，そしてその骨格もまた若々しいことが明らかになっています．人生の後半を残り少ない歯で，食べ物にも困り，貧相な口元を手で覆い隠す生活を送るのか‥‥．それとも，28本の歯で何でも美味しく頂け，人前で美しい笑顔を振りまく明るい日々を過ごすのか．

もちろん，筆者は自分だけでなく，愛する家族，縁ある人々，ひいては日本国民全員が後者であってほしいと願っています．そして，ひとたび健口を手にすることができれば，糖尿病をはじめとする，あらゆる全身の災いを遠ざけることが可能になると，信じています．本書には，そのために必要な"知識と智慧"を散りばめたつもりです．

糖尿病療養指導士の皆様は，日々の診療の中で，多くの患者さんと家族を相手にされていることでしょう．触れあいの折には，本書で述べた「健口から健幸に至るための近道」をお伝えいただければ幸いです．患者さんのお口の穢れが払われ，お清めされれば，血糖値だけでなく，さまざまな御利益が得られるに違いありません．

最後に，本書をかけがえのない家族に捧げます．松山で，週末不在の筆者を愛情籠もった料理と笑顔で支え続けてくれている妻と一人娘．広島の実家で，妻が毎週送る講演活動のチラシや講演アンケートを何度も読み返しながら，手放しで応援し続けてくれている元気な両親．家族だけでなく，あらゆる縁ある人々の真心から本書は生まれました．ここに深謝します．

2018年7月

西田　亙

【著者略歴】
西田　亘(にしだ　わたる)

医学博士，日本糖尿病学会糖尿病専門医
広島県広島市出身
1988年　愛媛大学医学部卒業
1993年　愛媛大学大学院医学系研究科修了
1994年　愛媛大学医学部第二内科助手
1997年　大阪大学大学院医学系研究科神経生化学助手
2002年　愛媛大学医学部附属病院臨床検査医学（糖尿病内科）助手
2008年　愛媛大学大学院医学系研究科分子遺伝制御内科学（糖尿病内科）特任講師
2012年　にしだわたる糖尿病内科　開院，現在に至る

にしだわたる糖尿病内科
〒790-0952 愛媛県松山市朝生田町6-4-1
http://nishida-wataru.com

糖尿病療養指導士に
知ってほしい歯科のこと　　　　ISBN978-4-263-23706-9

2018年8月1日　第1版第1刷発行

　　　　　　著　者　西　田　　　亙
　　　　　　発行者　白　石　泰　夫
　　　　　　発行所　医歯薬出版株式会社

〒113-8612　東京都文京区本駒込1-7-10
　　　TEL.（03）5395-7638（編集）・7630（販売）
　　　FAX.（03）5395-7639（編集）・7633（販売）
　　　　　　https://www.ishiyaku.co.jp/
　　　　　　郵便振替番号 00190-5-13816

乱丁，落丁の際はお取り替えいたします　　　印刷・あづま堂印刷／製本・愛千製本所
　　　　　　© Ishiyaku Publishers, Inc., 2018. Printed in Japan

本書の複製権・翻訳権・翻案権・上映権・譲渡権・貸与権・公衆送信権（送信可能化権を含む）・口述権は，医歯薬出版（株）が保有します．
本書を無断で複製する行為（コピー，スキャン，デジタルデータ化など）は，「私的使用のための複製」などの著作権法上の限られた例外を除き禁じられています．また私的使用に該当する場合であっても，請負業者等の第三者に依頼し上記の行為を行うことは違法となります．

JCOPY ＜出版者著作権管理機構 委託出版物＞
本書をコピーやスキャン等により複製される場合は，そのつど事前に出版者著作権管理機構（電話 03-3513-6969，FAX 03-3513-6979，e-mail：info@jcopy.or.jp）の許諾を得てください．